AF377703

Lo que hay que saber sobre el cáncer de colon y recto

Dirigido a no especialistas

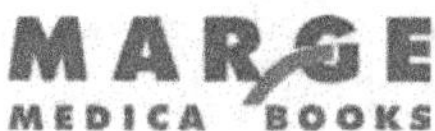

Lo que hay que saber sobre el cáncer de colon y recto

Dirigido a no especialistas

Coordinador científico:
Dr. Albert Abad Esteve

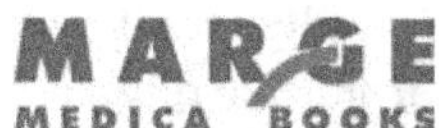

Lo que hay que saber sobre el cáncer de colon y recto. Dirigido a no especialistas
Coordinador científico: Dr. Albert Abad Esteve

1.ª edición 2009

© 2009, ICG Marge, SL

Edita: Marge Médica Books - València, 558, ático 2.ª - 08026 Barcelona (España)
www.marge.es -Tel. +34-932 449 130 - Fax +34-932 310 865

Director editorial: Héctor Soler
Gestión editorial: Ana Soto, Laura Matos, Anna Palacios
Edición: David Soler y Sandra Martínez
Producción editorial: Estela Serrano, Miquel Àngel Roig
Colaboración técnica: Esther Solsona, Albert Roura
Compaginación: Rosa Grafisme
Impresión: Novoprint (Sant Andreu de la Barca)

ISBN: 978-84-92442-54-6
Depósito Legal:

Índice

Autores

Albert Abad Esteve
Servicio de Oncología Médica
Hospital Universitari
Germans Trias i Pujol
Institut Català d'Oncologia
Badalona (Barcelona)

Enrique Aranda Aguilar
Jefe de Servicio
Servicio de Oncología Médica
Hospital Reina Sofía
Córdoba

Ignacio Blanco Guillermo
Director del Programa de Consejo
Genético en Cáncer
Institut Català d'Oncologia
Hospital Universitari
Germans Trias i Pujol
Badalona (Barcelona)

Esther Cabrera Torres
Profesora Titular de la Facultad
de Enfermería
Universitat Internacional
de Catalunya
Barcelona

Ignasi Camps Ausàs
Servicio de Cirugía General
Hospital Universitari
Germans Trias i Pujol
Badalona (Barcelona)

Mónica Caro Gallarín
Servicio de Oncología Radioterápica
Hospital Universitari
Germans Trias i Pujol
Institut Català d'Oncologia
Badalona (Barcelona)

Alfredo Carrato Mena
Servicio de Oncología Médica
Hospital Universitario Ramón y Cajal
Madrid

Eduardo Díaz-Rubio García
Servicio de Oncología Médica
Hospital Clínico San Carlos
Madrid

Carmen Guillén-Ponce
Servicio de Oncología Médica
Hospital Universitario Ramón y Cajal
Madrid

Jerónimo Jiménez Castro
Facultativo Especialista de Área
Servicio de Oncología Médica
Hospital Reina Sofía
Córdoba

Laura Layos Romero
Servicio de Oncología Médica
Hospital Universitari
Germans Trias i Pujol
Institut Català d'Oncologia
Badalona (Barcelona)

José L. Manzano Mozo
Servicio de Oncología Médica
Hospital Universitari
Germans Trias i Pujol
Institut Català d'Oncologia
Badalona (Barcelona)

Marta Piñol Pascual
Servicio de Cirugía General
Hospital Universitari
Germans Trias i Pujol
Badalona (Barcelona)

Gema Pulido Cortijo
Facultativa Especialista de Área
Servicio de Oncología Médica
Hospital Reina Sofía
Córdoba

Vanesa Quiroga García
Servicio de Oncología Médica
Hospital Universitari
Germans Trias i Pujol
Institut Català d'Oncologia
Badalona (Barcelona)

Juan F. Rodríguez Moreno
Servicio de Oncología Médica
Hospital Clínico San Carlos
Madrid

Javier Sastre Valera
Servicio de Oncología Médica
Hospital Clínico San Carlos
Madrid

Alex Teulé Vega
Adjunto Especialista del Programa
de Consejo Genético en Cáncer
Institut Català d'Oncologia
Hospital Duran i Reynals
L'Hospitalet de Llobregat (Barcelona)

Prólogo

Con la presente obra, titulada *Lo que hay que saber sobre el cáncer de colon y recto,* hemos aspirado a llenar un hueco que, a nuestro entender, existe entre los numerosos libros dedicados a oncología. No cabe duda que, en la literatura generada en los últimos años, existen excelentes títulos que, si bien con distintos planteamientos y objetivos, están escritos y pensados para especialistas en oncología. En esta obra hemos pretendido que los autores, siendo especialistas de prestigio, hagan, no obstante, el esfuerzo de dirigirse de manera clara y sencilla a sus colegas no oncólogos, con el fin de ofrecerles una revisión de los aspectos que resultan más importantes para el médico de cabecera; de ahí el subtítulo *Dedicado a no especialistas.* La complejidad del diagnóstico y el tratamiento del cáncer alcanzan también a la práctica de la medicina primaria, donde la colaboración de los equipos médicos es de gran importancia en el diagnóstico y el tratamiento de las complicaciones y efectos secundarios de la quimioterapia.

Hemos escogido el cáncer de colon y recto ya que representa el tumor de máxima incidencia, sumando ambos sexos, lo que hace que su prevalencia llene las consultas en los hospitales, a veces para solucionar problemas que no requerirían de una atención hospitalaria. En este libro, el lector encontrará los aspectos básicos, sobre todo, de concepto, riesgo hereditario, signos de alarma y estrategias generales de tratamiento, sin profundizar en porcentajes y pautas de quimioterapia farragosas (presentes en forma de tablas para quien desee conocerlas) de poco interés para un médico no dedicado al tratamiento del cáncer. También encontrará descritos los efectos secundarios de la quimioterapia y su tratamiento, un problema que resulta de gran interés por ser altamente frecuente en la consulta ambulatoria.

Quiero agradecer su interés a los lectores de esta obra, ya que sin ellos este libro no tendría razón de ser. Naturalmente, mi reconocimiento también está con los autores, por el esfuerzo que han realizado para acercar a nuestros colegas el saber actual sobre el cáncer de colon. Por último, no quiero dejar de mencionar mi agradecimiento a Marge Médica por el trabajo editorial que ha realizado y a los laboratorios Merck España, sin cuya ayuda este proyecto no habría sido posible.

Dr. Albert Abad Esteve
Servicio de Oncología Médica
Hospital Universitari Germans Trias i Pujol
Instituto Catalán de Oncología
Badalona (Barcelona)

Lo que hay que saber sobre el cáncer de colon y recto

Dirigido a no especialistas

Capítulo 1

Prevención

J. Jiménez Castro,[1] G. Pulido Cortijo,[1] E. Aranda Aguilar[2]

[1]Facultativo/a Especialista de Área
Servicio de Oncología Médica
Hospital Reina Sofía
Córdoba

[2]Jefe de Servicio
Servicio de Oncología Médica
Hospital Reina Sofía
Córdoba

Dirección para correspondencia
Hospital Reina Sofía
Dr. E. Aranda Aguilar
earandaa@seom.org

1 Introducción

El cáncer de colon y recto es el tumor más frecuente en nuestro medio (considerando en conjunto a hombres y mujeres). Según los datos de la Sociedad Española de Oncología Médica (SEOM) se diagnostican 25.600 casos nuevos al año en nuestro país, lo que supone un aumento de la incidencia de hasta el 2,6 % anual. Es, además, la primera causa de muerte por cáncer cuando se analiza conjuntamente la mortalidad en hombres y mujeres; sin embargo, si comparamos estas cifras con las que encontramos en los países del norte de Europa, tanto la incidencia como la mortalidad son menores en nuestro medio.

Analizando los resultados obtenidos en el tratamiento de esta entidad tumoral, se ha mejorado la supervivencia de los pacientes en las últimas décadas, muy probablemente debido a la introducción de nuevos tratamientos quimioterápicos y nuevas moléculas, así como al abordaje multidisciplinar tanto en el diagnóstico como en el tratamiento (especialistas en medicina de familia, medicina interna, digestivo, radiología, medicina nuclear, anatomía patológica, cirugía general, oncología médica, oncología radioterápica y unidades de cuidados paliativos).

El pronóstico del cáncer de colon y recto se relaciona directamente con el estadio al diagnóstico. El estadio es una clasificación que se emplea en diferentes tumores que incluye tres categorías: tamaño tumoral (T), afectación de ganglios regionales (N) y existencia o no de metástasis a distancia (M). En el caso concreto de las neoplasias de colon y recto, el T se define como la profundidad en la afectación de la pared intestinal (independiente del tamaño tumoral). De acuerdo con estas definiciones, se establece la clasificación TNM, que se resume con la supervivencia a cinco años según el estadio en la tabla 1.

Además, está adquiriendo relevancia clínica, terapéutica y pronóstica la enfermedad metastásica a nivel hepático, lo que incluso ha dado lugar a una nueva clasificación de la misma en función de la localización y resecabilidad, tal y como se recoge en la tabla 2.

Estadio	TNM	SG a cinco años (%)
Estadio I	T1 N0 M0	95
	T2 N0 M0	85-90
Estadio II-A	T3 N0 M0	80
II-B	T4 N0 M0	65-75
Estadio III-A	T1-2 N1 M0	60
III-B	T3-4 N1 M0	45
III-C	Cualquier T N2 M0	30
Estadio IV	Cualquier T, cualquier N M1	< 5

Tabla 1.
Clasificación TNM cáncer de colon y recto.

Metástasis hepáticas	No	Resecables	Inicialmente irresecables	Irresecables
Resecables	A1 (M1a)	A2 (M2a)	A3 (M3a)	A4 (M4a)
Inicialmente irresecables	B1 (M1b)	B2 (M2b)	B3 (M3b)	B4 (M4b)
Irresecables	C1 (M1c)	C2 (M2c)	C3 (M3c)	C4 (M4c)

Tabla 2.
Clasificación de la enfermedad metastásica.

Por tanto, a pesar de la mejora en las técnicas diagnósticas y terapéuticas, los objetivos prioritarios en los que debemos aunar esfuerzos son la prevención y el diagnóstico en los estadios iniciales, en los que los tratamientos son potencialmente curativos. Hoy en día, en España, el estadio más frecuente al diagnóstico es el III (30-40 %), tal y como se resume en la figura 1.

1.1 ¿Qué es la prevención?

Se define como el conjunto de medidas destinadas a evitar un riesgo, lo que llevado al campo de la medicina, consiste en evitar la aparición de una determinada enfermedad.

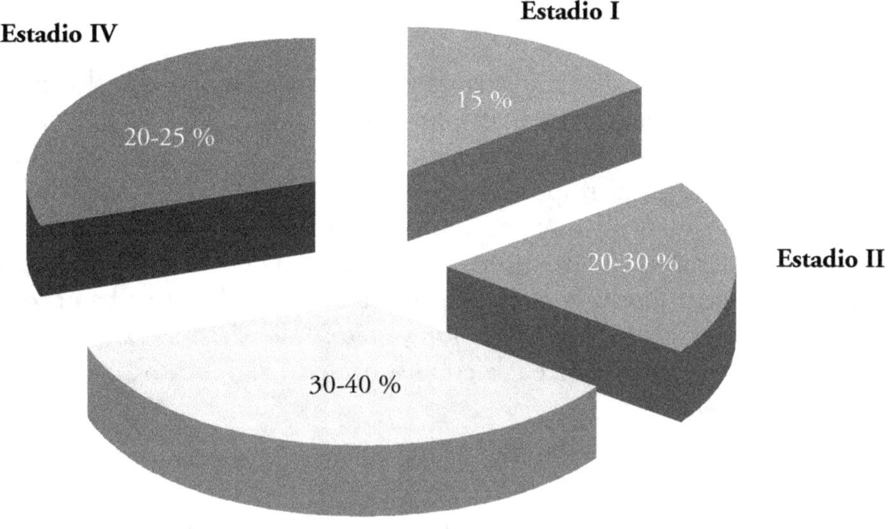

Figura 1
Estadios al diagnóstico de cáncer de colon.

Los objetivos fundamentales de la prevención, por tanto, son reducir la incidencia y disminuir la mortalidad.

Disminuir la incidencia consiste en evitar la aparición de la enfermedad, modificando factores externos conocidos implicados en el desarrollo de la misma. Es lo que se conoce como prevención primaria e incluye el cambio en ciertos hábitos de vida (evitar factores de riesgo) y la quimioprevención (medidas farmacológicas que inhiben el desarrollo de la patología).

Disminuir la mortalidad consiste en diagnosticar la enfermedad en etapas precoces. Es lo que se conoce como prevención secundaria, donde se incluyen los programas de cribado o *screening*. También es importante el desarrollo de tratamientos eficaces (este aspecto se desarrollará en otros capítulos).

2   Prevención primaria

En este apartado analizaremos diferentes hábitos de vida y su influencia en el desarrollo de cáncer de colon y recto, así como la evidencia existente del empleo de fármacos para disminuir la incidencia de esta enfermedad.

2.1   Tabaco

Existen diversos trabajos diseñados para investigar la relación entre el tabaco y el desarrollo de cáncer de colon y recto sin que los resultados hayan sido concluyentes. Sin embargo, recientemente se han publicado dos estudios que realizan una revisión y metaanálisis de los trabajos al respecto, uno realizado por Liang PS y cols.[1] y otro por Botteri E y cols.[2] donde se concluye que existe una relación estadísticamente significativa entre el consumo diario de cigarrillos, la duración del consumo de tabaco, número de paquetes de cigarrillos por año y la edad de inicio del hábito tabáquico con un aumento de la incidencia de cáncer de colon y recto. Además, esta asociación es mayor en el caso de cáncer de recto (diferencia estadísticamente significativa).

2.2   Alcohol

La asociación de alcohol con el cáncer de colon y recto también ha sido objeto de estudio. Existen dos revisiones (una realizada exclusivamente en población asiática) donde se establece una relación entre el consumo de alcohol y el desarrollo de cáncer de colon y recto, tanto en hombres como en mujeres.[3,4] Además, esta asociación es más fuerte cuanto mayor es el consumo de alcohol; así, si el consumo de alcohol es de 25 g/día, el riesgo relativo (RR) es 1,08, con un intervalo de confianza (IC) del 95 % 1,06-1,1; sin embargo, cuando el consumo de alcohol es 100 g/día, el RR es 1,38 con IC 95 % 1,29-1,49.

2.3   Actividad física

El estudio de la relación entre ejercicio físico y cáncer de colon y recto es complejo y los estudios realizados son muy heterogéneos. Se realizó un metaanálisis de los estudios existentes siguiendo la metodología de la Cochrane.[5] De los diecinueve estudios de cohorte analizados se objetivaba una reducción del RR estadísticamente significativa, tanto en hombres como en mujeres, cuando realizaban actividades recreativas. En el análisis de los estudios de casos-controles se observaba, también, una reducción del RR estadísticamente significativa en ambos sexos. Sin embargo, este efecto protector del ejercicio se observaba únicamente en el caso del cáncer de colon, no siendo estadísticamente significativo en el cáncer de recto.

2.4   Obesidad

La obesidad se ha establecido como factor de riesgo independiente para el desarrollo de cáncer de colon y recto. Estudios más recientes han valorado el impacto tanto del índice de masa corporal (IMC) como del perímetro de la cintura,[6] concluyendo que existe un aumento del RR en el desarrollo de cáncer de colon y recto para ambos sexos, tanto en pacientes con alto IMC, como con elevado perímetro de cintura (siendo este último un factor independiente del IMC).

2.5 Consumo de carne

Acerca de la ingesta de carne y su asociación con el desarrollo de cáncer de colon y recto existen diversos estudios muy heterogéneos. Larsson SC y cols.[7] llevaron a cabo un metaanálisis en el que se concluyó que el aumento del consumo de carne roja y de carne procesada es un factor de riesgo para el desarrollo de cáncer de colon y recto, siendo el RR de 1,28 (IC 95 % 1,18-1,39) para un consumo de carne roja mayor a 120 g/día y de 1,09 (IC 95 % 1,05-1,13) para un consumo de carnes procesadas mayor a 30 g/día.

2.6 Fibra, lácteos y suplementos vitamínicos

No se dispone de estudios que evalúen la asociación de estos componentes de la dieta con el aumento o disminución de la incidencia de cáncer de colon y recto.

2.7 Quimioprevención

Los tratamientos más investigados con el objetivo de disminuir la incidencia del cáncer de colon y recto han sido los antiinflamatorios no esteroideos y, en el caso de las mujeres, el tratamiento hormonal posmenopáusico. A continuación, se revisarán los aspectos más destacables de estos tratamientos.

2.7.1 Antiinflamatorios no esteroideos

El uso de aspirina y otros antiinflamatorios no esteroideos (AINE) como el sundilac y otros inhibidores de la COX-2 se ha empleado para intentar disminuir la incidencia de diferentes tumores (colorrectal, mama, próstata, gástrico y otros). Se ha descrito su beneficio en estudios observacionales; sin embargo, este efecto no se ha comprobado en ensayos clínicos aleatorios, así como tampoco se ha definido la dosis idónea. En el caso del sundilac y otros inhibidores de la COX-2, se ha demostrado la regresión de pólipos en pacientes con poliposis adenomatosa familiar (PAF), pero también se observó un aumento del riesgo cardiovascular. El empleo de otros AINE (fundamentalmente, aspirina) también tiene un perfil de toxicidad no despreciable, sobre todo a nivel gastrointestinal y renal, por lo que su uso no puede ser recomendado actualmente.[8]

2.7.2   *Tratamiento hormonal posmenopáusico*

Los estudios realizados son muy escasos y no existen ensayos clínicos aleatorios. Además, el empleo de tratamiento hormonal supone un aumento del riesgo cardiovascular y del desarrollo de otras neoplasias (fundamentalmente de mama), por lo que, teniendo en cuenta la relación riesgo/beneficio, su empleo no puede ser recomendado.

3   Prevención secundaria

Se basa en el diagnóstico precoz de la enfermedad, lo que conlleva una disminución de la mortalidad asociada a la misma. La prevención secundaria se basa en los programas de cribado o *screening*. Desafortunadamente, los programas de cribado no pueden aplicarse a todas las enfermedades oncológicas, ya que para que éstos sean eficaces se necesita que la patología cumpla una serie de requisitos, como son: alta incidencia, elevada mortalidad y morbilidad, conocimiento exhaustivo de su historia natural, disponer de métodos diagnósticos en fases precoces y que el tratamiento más eficaz actúe en fases tempranas.

En el caso del cáncer de colon (no tanto en el de recto) se cumplen todos estos requisitos, por lo que es una enfermedad sobre la que se pueden implantar programas de *screening*. El objetivo es detectar la enfermedad en la fase más precoz posible, incluso antes del desarrollo del cáncer. Para ello, tal y como se ha comentado anteriormente, es preciso conocer la historia natural del tumor. En el caso del cáncer de colon, existe una secuencia desde la aparición de las lesiones que, potencialmente, pueden degenerar en tumor hasta que éste se desarrolla propiamente (secuencia adenoma-displasia-tumor). Fueron Muto T y cols.[9] quienes definieron el riesgo de desarrollo de cáncer en función del tipo histológico del adenoma, su tamaño y el grado de displasia, que se resume en la tabla 3.

Otro aspecto fundamental para la implantación de un programa *screening* es definir la población sobre la que realizaremos las pruebas diagnósticas. Para optimizar la sensibilidad y la especificidad, así como para reducir los costes es imprescindible definir poblaciones de riesgo. De este modo, podemos distinguir tres grupos:

- Población de alto riesgo: historia personal de adenomas o carcinoma colorrectal, cáncer de colon y recto familiar, cáncer de colon y recto hereditario no asociado a poliposis (CCHNP), poliposis adenomatosa familiar (PAF), enfermedad inflamatoria intestinal crónica.

Características del adenoma	Carcinoma (%)
Tamaño: < 1 cm	1,3
1-2 cm	9,5
> 2 cm	46
Histología: tubular	4,8
tubulovelloso	22,5
velloso	40,7
Grado de displasia: leve	5,7
moderada	18
grave	34,4

Tabla 3.
Características del adenoma y riesgo de desarrollo de carcinoma.

- Población de riesgo intermedio: edad mayor o igual a cincuenta años, sin otros factores adicionales (ni personales ni familiares).
- Población de riesgo bajo: edad menor a 50 años, sin otros factores adicionales.

De acuerdo con esta clasificación, serían candidatos a programas de cribado las poblaciones de riesgo alto (programas específicos) e intermedio (programas de cribado poblacionales).

3.1 Métodos de cribado en poblaciones de alto riesgo

El método de cribado fundamental es la colonoscopia, ya que permite una visualización directa, permite tomar muestras para estudio histológico e, incluso, puede ser terapéutico si se detectan pólipos y éstos son extirpados completamente.

3.2 Métodos de cribado en poblaciones de riesgo intermedio

En este grupo existen diferentes métodos que se pueden emplear en el *screening*: determinación de sangre oculta (método Guayaco/método inmunológico), determinación en heces de ácido desoxirribonucleico (ADN), métodos endoscópicos (rectosigmoidoscopia, colonoscopia, cápsula de colon) y métodos radiológicos (colonografía por tomografía computarizada y enema opaco de doble contraste).

3.2.1   Sangre oculta en heces

Es un método cualitativo que ha demostrado utilidad en la reducción de la mortalidad, en algunos estudios de hasta el 16 %. Además, es una prueba barata y sencilla de realizar con una especificidad para la detección del cáncer de colon y recto del 96-98 %. Sin embargo, es un método con una sensibilidad discreta (30-40 %) y requiere una preparación previa antes de la recogida de la muestra para evitar falsos positivos. En cualquier caso, procede su confirmación mediante la realización de otra técnica.

3.2.2   Enema opaco

Su capacidad para la detección de lesiones pequeñas es baja, por lo que no se considera una prueba de elección en el *screening*. Su empleo se reserva a los casos en los que existe un imposibilidad para realizar una colonoscopia completa, existe una mala tolerancia a dicha prueba o bien el paciente rechaza la realización de la misma.

3.2.3   Rectosigmoidoscopia

Es una prueba que consiste en la exploración endoscópica del recto y sigma (parte final del colon), pero que no incluye el resto de tramos del colon. Permite la extirpación de lesiones vía endoscópica y su estudio histológico (utilidad diagnóstica y terapéutica). El hecho de no realizar una exploración completa del colon se basa en que, aproximadamente, el 70 % de los casos de carcinoma de colon y recto se producen en estos segmentos. Sin embargo, esta técnica sólo consigue disminuir la mortalidad producida por los tumores que surgen en los segmentos de intestino estudiados y el diagnóstico de adenoma o carcinoma en alguno de estos segmentos implica la exploración del resto del colon para descartar la existencia de neoplasias sincrónicas a otros niveles. La preparación previa para efectuar esta prueba es la misma que la de la colonoscopia, pero no precisa sedación para ser realizada.

3.2.4   Realización conjunta de determinación de sangre oculta en heces y rectosigmoidoscopia

El objetivo de asociar ambas exploraciones en el cribado es superar las limitaciones que presentan ambas técnicas por separado; sin embargo, no existen evidencias de que la asociación de ambas sea más eficaz que el empleo de cada una por separado (no se dispone de datos que evalúen su impacto en la disminución de la incidencia ni de la mortalidad) y, además, se suman los inconvenientes de cada prueba.

3.2.5 Colonoscopia

Es la prueba de referencia para evaluar la eficacia de otras técnicas. Al igual que la rectosigmoidoscopia, permite la extirpación de lesiones para su posterior estudio histológico, pero permite estudiar todo el colon. Tiene una sensibilidad y especificidad de aproximadamente el 94 %, estimándose en modelos matemáticos una disminución de la incidencia del 58 % y de la mortalidad del 61 %. Sin embargo, es una prueba invasiva no exenta de complicaciones potenciales, fundamentalmente la perforación intestinal (1-3/1.000 colonoscopias) con la mortalidad asociada que ésta conlleva. Además, es una prueba que requiere una preparación previa y que precisa sedación previa a su realización.

3.2.6 Colonografía por tomografía computerizada (TC)

Es una prueba con una sensibilidad del 85-90 % y una especificidad del 70-80 % cuando las lesiones son mayores de 1 cm. Sin embargo, estos resultados no se reproducen en lesiones menores. Además, es una técnica que no se encuentra disponible en todos los centros y que, ante un resultado positivo, obliga a la realización de otra técnica (rectosigmoidoscopia/colonoscopia, según la localización de la lesión) para la extirpación de la lesión y su estudio histológico. Puede ser útil para completar el estudio cuando no se puede realizar una exploración completa del colon mediante otros métodos.

3.2.7 Cápsula endoscópica

Es una prueba no invasiva, diseñada para el estudio del intestino delgado (no accesible por técnicas endoscópicas convencionales), pero que también puede emplearse para estudiar colon y recto. Precisa realización de otras técnicas para confirmar los hallazgos y no se encuentra disponible en todos los centros. No se dispone de estudios que valoren su utilidad en programas de cribado.

3.3 Situación actual de los programas de cribado

Uno de los factores más importantes en la eficacia de un programa de cribado, además de los relacionados con la técnica a emplear, es el grado de aceptación de la población afectada. De esta forma, de las diferentes técnicas disponibles en el cribado, la aceptación por parte de la población varía, tal y como se recoge en la tabla 4.

Para mejorar esta situación se debe realizar una evaluación previa a la implantación del programa que tenga en cuenta la idiosincrasia de la población sobre la que se va a realizar el estudio, y que, asimismo, valore la disponibilidad de recursos, realice un estudio coste-efectividad y defina, además, la periodicidad con la que llevar a cabo el estudio. Posteriormente, se deben realizar campañas de información que hagan hincapié en el riesgo/beneficio del programa de cribado. En España se han llevado a cabo estudios piloto cuyos resultados han sido comunicados y que se recogen en la tabla 5.[10,11] Actualmente, se están incorporando otras comunidades, como Andalucía, a la implantación de programas de *screening*.

Método de cribado	% de aceptación por la población
Sangre oculta en heces (SOH)	40
Rectosigmoidoscopia	30-47
SOH + rectosigmoidoscopia	30
Colonoscopia	< 10-20

Tabla 4.
Aceptación de los programas de cribado.

Comunidad	Fecha	Test	Población	Participación (%)
Cataluña	2000	SOH	130.414	17,23
	2003			
Valencia	2005	SOH	98.569	35,6
Murcia	2006	SOH	35.741	42,3

Comunidad	Positivos (%)	Colonoscopia (%)	CCR/adenoma avanzado (‰)
Cataluña	1,91	89	6,07
Valencia	1,62	86	5,35
Murcia	9,5	92	34,17

Tabla 5.
Estudios de cribado en España.

4 Conclusiones

Dada la incidencia cada vez mayor del cáncer de colon y recto, éste supone un impacto cada vez más importante sobre la salud, con una mortalidad elevada en la actualidad y un aumento progresivo de los costes. Por tanto, la estrategia para atajar esta enfermedad debe contemplar –además de la investigación de mejores esquemas de tratamiento y nuevas moléculas– la disminución de la incidencia, mediante la adquisición de hábitos de vida saludables (lo que se considera prevención primaria), así como un diagnóstico lo más precoz posible mediante los programas de *screening* (prevención secundaria). Para ello, se requiere de la implantación de programas que sean seguros, aplicables a la población y que sean aceptados por la misma, además de que hayan demostrado ser coste-efectivos. De hecho, en la actualidad se están llevando a cabo diferentes programas de cribado en nuestro medio, algunos de los cuales están pendientes de resultados. En cualquier caso, el cáncer de colon y recto supone un problema de salud pública cuyo manejo concierne a todos los estamentos sociales y que requiere el desarrollo de políticas de salud que hagan hincapié tanto en la concienciación de la población sobre la importancia de los programas de cribado y diagnóstico precoz como en la implantación de los mismos.

BIBLIOGRAFÍA

1. Liang PS, Chen TY, Giovannucci E. Cigarette smoking and colorectal cancer incidence and mortality: systematic review and meta-analysis. Int J Cancer 2009; 124 (10): 2406-415.

2. Botteri E, Iodice S, Bagnardi V *et al.* Smoking and colorectal cancer: a meta-analysis. JAMA 2008; 300 (23): 2765-778.

3. Cho E, Smith-Warner SA, Ritz J *et al.* Alcohol intake and colorectal cancer: a pooled analysis of 8 cohort studies. Ann Intern Med 2004; 140(8): 603-13.

4. Mizoue T, Inoue M, Wakai K *et al.* Alcohol drinking and colorectal cancer in Japanese: a pooled analysis of results from five cohort studies. Am J Epidemiol 2008; 167 (12): 1397-406.

5. Samad AK, Taylor RS, Marshall T *et al.* A meta-analysis of the association of physical activity with reduced risk of colorectal cancer. Colorectal Dis 2005; 7 (3): 204-13.

6. Wang Y, Jacobs EJ, Patel EV *et al.* A prospective study of waist circumference and body mass index in relation to colorectal cancer incidence. Cancer Causes Control 2008; 19 (7): 783-92.

7. Larsson SC, Wolk A. Meat consumption and risk of colorectal cancer: a meta-analysis of prospective studies. Int J Cancer 2006; 119 (11): 2657-664.

8. Cuzick J, Otto F, Baron JA *et al.* Aspirin and non-steroidal anti-inflammatory drugs for cancer prevention: and international consensus statement. Lancet Oncol 2009; 10 (5): 501-07.

9. Muto T, Bussey HJ, Morson BC. The evolution of cancer of the colon and rectum. Cancer 1975; 36 (6): 2251-270.

10. Navarro M, Peris M, Binefa G *et al.* Colonoscopic findings from a pilot screening study for colorectal cancer in Catalonia. Rev Esp Enferm Dig 2008; 100 (6): 343-48.

11. Jover R. Advances in colorectal cancer screening. Gastroenterol Hepatol 2008; 31 (suppl 4): 62-5.

Capítulo 2

Herencia

I. Blanco Guillermo,[1] A. Teulé Vega,[2] E. Cabrera Torres[3]

[1]Director del Programa de Consejo Genético en Cáncer
Institut Català d'Oncologia
Hospital Universitari Germans Trias i Pujol
Badalona (Barcelona)

[2]Adjunto Especialista del Programa de Consejo Genético en Cáncer
Institut Català d'Oncologia
Hospital Duran i Reynals
L'Hospitalet de Llobregat (Barcelona)

[3]Profesora Titular de la Facultad de Enfermería
Universitat Internacional de Catalunya
Barcelona

Dirección para correspondencia
Hospital Universitari Germans Trias i Pujol
Institut Català d'Oncologia
Dr. I. Blanco Guillermo
iblanco@iconcologia.net

1 Introducción

El término cáncer (o neoplasia) designa a un conjunto de enfermedades que se caracterizan porque el organismo produce un exceso de células malignas (conocidas como cancerígenas o cancerosas), con rasgos típicos de comportamiento y crecimiento descontrolado (incluyendo la invasión del tejido circundante). Se estima que uno de cada tres hombres y una de cada cinco mujeres desarrollarán un tumor a lo largo de su vida.

Como vimos en el capítulo anterior, el cáncer de colon y recto (CCR) constituye la segunda neoplasia tanto en varones como en mujeres, tras el cáncer de pulmón y de mama, respectivamente. Cuando se consideran ambos sexos conjuntamente, ocupa el primer lugar en incidencia y representa la segunda causa de muerte por cáncer. Comparando con otros países europeos, España ocupa una posición intermedia en cuanto a incidencia y mortalidad.

En España, en el año 2000, se produjeron 5.951 muertes por CCR en varones y 5.001 en mujeres, lo que representa un 11 % de las defunciones por cáncer en varones y un 15 % en mujeres. La incidencia del CCR varía en función de la edad, apreciándose un incremento notorio en las tasas de incidencia a partir de los cincuenta años.

La supervivencia del CCR ha mejorado en los últimos años. En España, la supervivencia a los cinco años se sitúa dentro de la media de los países europeos (49,5 % para cáncer de colon y 43 % para cáncer de recto). La supervivencia depende, fundamentalmente, del estadio tumoral en el momento del diagnóstico.

2 Historia natural

Se han realizado grandes avances en el conocimiento de los factores de riesgo y de la historia natural de esta enfermedad (véase la tabla 1). Así, hoy en día se acepta que, en

Cáncer de colon y recto esporádico (88-94 %)
– Edad avanzada
– Sexo varón
– Colecistectomía
– Anastomosis ureterocólica
– Factores hormonales:
Nuliparidad
Edad avanzada al primer embarazo
Menopausia precoz
– Factores ambientales:
Dieta rica en carnes y grasas, pero pobre en fibra, folato y calcio
Vida sedentaria
Obesidad
Diabetes mellitus
Tabaco
Irradiación previa
Exposición a contaminantes ocupacionales (por ejemplo, asbesto)
Ingesta elevada de alcohol
– Historia personal de tumores esporádicos
– Historia de pólipos colorrectales
– Historia personal de cáncer de colon y recto (riesgo de un segundo primario colorrectal del 1,5-3 % 3n, los primeros cinco años)
– Historia de cáncer de intestino delgado, endometrio, mama u ovario
– Historia familiar de cáncer de colon y recto (20 %) [familiares de primer o segundo grado afectos de cáncer de colon y recto sin cumplir los criterios de cáncer de colon y recto hereditario]
– Historia personal de enfermedad intestinal inflamatoria (1-2 %):
Colitis ulcerosa
– Enfermedad de Crohn
Cáncer de colon y recto hereditario (5-10 %)
– Poliposis adenomatosa familiar (PAF) y sus variantes fenotípicas
– Cáncer de colon y recto hereditario no poliposis (CCHNP)
– Síndromes de poliposis hamartomatosa (síndrome de Peutz-Jeghers, poliposis juvenil, síndrome de Cowden)

Tabla 1.
Factores de riesgo y causas del cáncer de colon y recto. Modificado de Weitz y cols.

general, las lesiones malignas del colon y recto fueron previamente (durante un tiempo estimado entro los cinco y los diez años) lesiones benignas conocidas con el nombre de pólipos. El conocimiento de la historia natural del CCR abre las posibilidades a la prevención, puesto que, si pudiésemos diagnosticar estos pólipos antes de su evolución maligna, podríamos disminuir la incidencia de esta enfermedad. Además, si el CCR se diagnostica en los estadios iniciales, la terapéutica actual es altamente eficaz, obteniendo tasas de curación superiores al 90 %. El problema fundamental radica en que estos pólipos y las lesiones cancerosas iniciales no suelen dar síntomas perceptibles por el individuo.

Los tumores colorrectales muestran una evolución progresiva y gradual fácilmente diferenciable: los adenomas son pequeños tumores benignos que constituyen la primera manifestación neoplásica del epitelio colorrectal, tienen sólo unos milímetros de diámetro y sus células se diferencian muy poco de las normales.[1]

Además de conocerse la secuencia adenoma-carcinoma en la historia natural del cáncer, hoy en día sabemos también que este proceso se debe a un proceso de carcinogénesis secuencial, o, lo que es lo mismo, las células cancerosas son el resultado de la adquisición independiente de diversas alteraciones genéticas que afectan de forma directa o indirecta al ciclo celular (véase la figura 1).

Las mutaciones genéticas que aparecen en los tumores colorrectales son, generalmente, adquiridas; es decir, no existían previamente en el individuo y –debido a diferentes causas como pueden ser el propio azar, los factores ambientales o los aspectos carcinógenos– aparecen en células diferenciadas o somáticas.

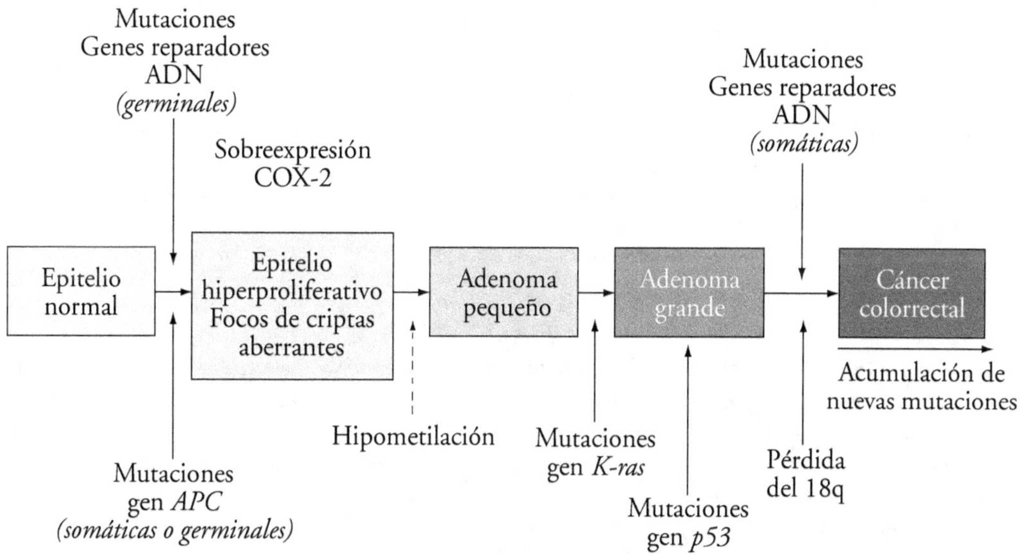

Figura 1.
Modelo de carcinogénesis secuencial del cáncer de colon y recto.

3   El cáncer como enfermedad genética y, en ocasiones, hereditaria

Cada una de las células de nuestro organismo sabe lo que debe hacer, cómo y cuándo se debe dividir y en qué momento debe morir gracias a la información contenida en los genes que recibimos de nuestros progenitores. Podríamos decir que los genes son el manual de instrucciones de nuestras células. Una célula normal adquiere las características de un cáncer (aumento de la proliferación, pérdida de la capacidad de morirse, pérdida de la adhesión, capacidad de invasión, etcétera) porque se acumulan muta-

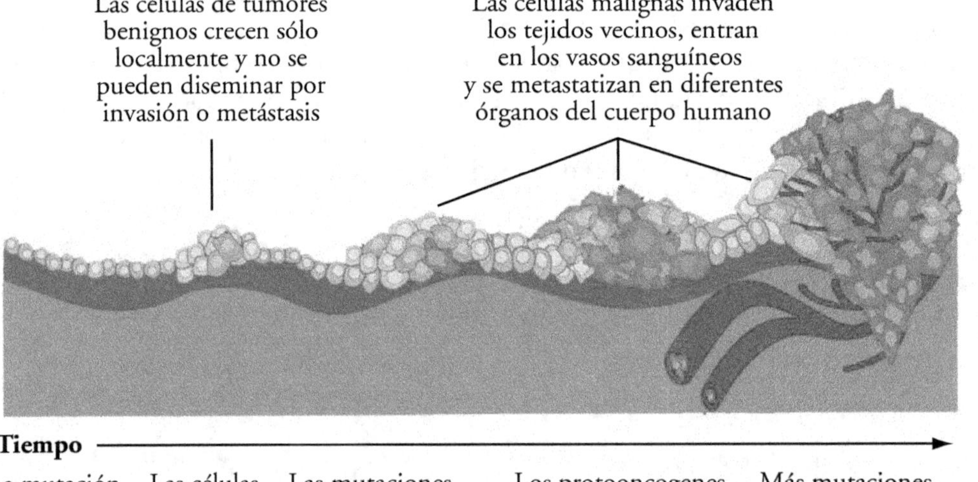

Figura 2.
El cáncer como enfermedad genética. El cáncer puede empezar debido a la acumulación de mutaciones que incluyen a oncogenes, genes supresores de tumor y genes reparadores de ADN. Por ejemplo, el cáncer de colon puede iniciarse con un defecto en un gen supresor de tumor que permite la proliferación celular excesiva. Las células proliferadas tienden a adquirir mutaciones subsecuentes que incluyen a genes reparadores de ADN, otros genes supresores de tumor y muchos otros genes relacionados con el crecimiento. Con el tiempo, el daño acumulado puede producir un tumor sumamente maligno, metastatizante. En otras palabras, la formación de una célula cancerosa requiere que se suelten los frenos del crecimiento celular (genes supresores de tumor) y que, al mismo tiempo, se activen los aceleradores para el crecimiento celular (oncogenes). Fuente: National Cancer Institute.

ciones en los genes que regulan estos procesos. Por tanto, es la acumulación de alteraciones genéticas la que produce la transformación de una célula normal en una célula cancerígena (véase la figura 2). Y éste es el motivo por el que podemos afirmar que el cáncer es una enfermedad genética.

Normalmente, estas alteraciones genéticas se producen en células ya maduras, diferenciadas, y son originadas por la acción de factores ambientales, como por ejemplo sustancias carcinogénicas, tabaco, dieta, contaminación o incluso por azar. Estas mutaciones somáticas aparecen en tejidos que no participan en la generación de un nuevo ser, por ejemplo en las células de la glándula mamaria en un cáncer de mama. Por lo tanto, estas mutaciones no son heredables, no se transmiten de padres a hijos. En estos casos, el cáncer es genético pero no es hereditario. La familia puede compartir los factores ambientales sin que exista una predisposición o susceptibilidad hereditaria al cáncer, por lo que en caso de desarrollarse esta enfermedad se consideraría como un cáncer esporádico. Ésta es la situación más frecuente y se estima que, aproximadamente, un 90-95 % de todas las neoplasias son esporádicas.

Por el contrario, si durante el proceso de formación de los gametos, espermatozoides y óvulos, aparece una mutación genética en uno de los genes implicados en la aparición del cáncer, el ser que se forme a partir de esta célula (gameto) presentará la misma alteración en todas las células de su organismo y, por lo tanto, presentará una predisposición al cáncer. Esto no asegura que la enfermedad vaya a aparecer, pero sí que hay más posibilidades de desarrollarla. Además, en estos casos puede existir una transmisión de esta susceptibilidad a generaciones posteriores y, por lo tanto, aparece una base de predisposición hereditaria al cáncer, o cáncer hereditario, que sólo representa el 5-10 % de todas las neoplasias.

El ser humano cuenta con cuarenta y seis cromosomas agrupados en veintitrés parejas. En el momento de la concepción, cuando el óvulo y el espermatozoide se unen para formar el embrión, éste hereda un cromosoma de cada una de las veintitrés parejas del padre y uno de cada una de las veintitrés parejas de la madre para hacer sus propias veintitrés parejas de cromosomas.

Esta información genética es la que nos dará las diferentes características de cada uno de nosotros, como puede ser el color de los ojos, de la piel, la altura, etcétera. Y, cómo no, también se encarga de controlar todas las células de nuestro organismo.

Una mutación es una alteración en la información genética (ADN) de un ser vivo, y, por lo tanto, produce un cambio de características o función.

Actualmente se han identificado algunos genes que intervienen en el proceso de aparición del cáncer. En el 90 o 95 % de los casos, nacemos con nuestros genes funcionando correctamente hasta que por factores externos, por errores que se pueden producir durante la replicación normal del ADN y por el paso del tiempo, nuestro material genético se va estropeando y se desarrolla el cáncer. Cuando los genes adoptan alteraciones o mutaciones, éstas no les permiten realizar su función de forma adecuada.

Cabe mencionar que el hecho de que una copia del gen no funcione bien no nos dará ningún problema, pero si por los motivos mencionados anteriormente, la otra copia también acaba estropeándose, la función de este gen dejará de realizarse; y es en esta situación cuando una célula puede transformarse de normal a cancerígena.

Es decir, para que una célula normal se transforme en una célula cancerígena deben estropearse las dos copias del gen que controla su funcionamiento. Éste es el paso normal y el más habitual del inicio de dicha enfermedad y es lo que conocemos por cáncer esporádico.

En el 5 o 10 % de los casos restantes, podemos nacer con uno de los dos genes de la pareja alterado o mutado (mutación patogénica); es decir, tenemos un error de funcionamiento presente en todas las células de nuestro cuerpo. Esta mutación la habremos heredado de nuestro padre o de nuestra madre, aunque también se pude producir en el momento de la fecundación. En este caso hablamos de cáncer hereditario.

Como decíamos, esto no significa que hayamos heredado el cáncer, sino que tenemos una mayor predisposición o riesgo de desarrollar la enfermedad que el resto de la población. El tumor sólo aparecerá cuando la segunda copia sana del gen se altere por factores externos.

4   Cuándo sospechar una predisposición hereditaria

Los siguientes factores pueden ayudarnos a valorar el riesgo potencial:[2]

- Existen muchos familiares directos (padres, hijos o hermanos) afectos de cáncer de colon y recto.
- Existen muchos familiares directos (padres, hijos o hermanos) afectos de cáncer de colon y recto o tumores relacionados (por ejemplo, cáncer de endometrio, cáncer gástrico, cáncer de ovario, cáncer de vías biliares, cáncer de vías urinarias).
- Un mismo paciente presenta cáncer de colon y recto en varias ocasiones (dos o más tumores primarios).
- Un paciente presenta múltiples pólipos (más de quince) en el colon y el recto.
- Cuando el cáncer de colon y recto se diagnostica a una edad infrecuente, es decir, por debajo de los cincuenta años de edad.

Si sospecha que en su familia puede existir una predisposición hereditaria al cáncer de colon y recto debe comentarlo con su médico de familia o con su especialista, quien les hará una valoración adecuada y les remitirá, si es preciso, a una Unidad de Consejo Genético.

5   El consejo genético y los estudios genéticos

El consejo genético en cáncer es el proceso de comunicación no directiva que atiende a las necesidades y preocupaciones individuales y familiares relacionadas con el desarrollo y/o transmisión del cáncer.[3] Este proceso incluye la intervención de uno o más profesionales, correctamente formados, para ayudar a un individuo o familia a: 1) comprender los hechos médicos, incluyendo el diagnóstico, evolución probable de la enfermedad y las opciones de manejo clínico disponibles; 2) comprender de qué manera la herencia contribuye en la enfermedad y las posibilidades de aparición de la misma en otros miembros de la familia; 3) entender las alternativas disponibles para el manejo del riesgo de aparición del cáncer de colon y recto, es decir, medidas de prevención primaria y secundaria disponibles, incluyendo el test genético predictivo; 4) elegir las acciones más apropiadas acordes con el riesgo personal, las expectativas de la familia y las convicciones éticas y religiosas del individuo, así como actuar en consecuencia y concordancia con dicha decisión; y, por último, 5) ofrecer el soporte necesario al individuo y la familia para afrontar la enfermedad.

El estudio genético consiste en un análisis de sangre del cual se obtiene su ADN, con el objetivo de determinar si usted es portador de una alteración genética en alguno de los genes implicados en la susceptibilidad hereditaria al cáncer.

La técnica utilizada para la prueba genética es compleja y a menudo necesitará tiempo para obtener el resultado.

Esta prueba se llevará a cabo mediante una extracción de sangre que se realizará en un miembro de la familia afecto de cáncer, escogiendo el candidato idóneo según la historia familiar y personal.

Como cualquier procedimiento, el estudio genético tiene sus beneficios, limitaciones y riesgos que los individuos y las familias deben valorar en base a las circunstancias personales.

Los beneficios más destacados están relacionados con:

- Mejorar en el manejo del riesgo de cáncer.
- Evitar la incertidumbre y la ansiedad generada por el riesgo de tener cáncer.
- Ayudar en la toma de decisiones conductuales y sobre el estilo de vida.
- Informar y asesorar al resto de familiares.

Las principales limitaciones son:

- No todas las mutaciones que confieren mayor riesgo se pueden detectar.
- Algunos resultados son de difícil interpretación.
- Los resultados indican probabilidad, no certeza de desarrollar cáncer.

Entre los riesgos más destacados cabría considerar:

– Posibles trastornos psicológicos como la ansiedad, depresión, sentimiento de culpa.
– Falsa sensación de seguridad.

El estudio genético, además, puede aportar diferentes conclusiones:

– Resultado positivo: cuando se detecta una mutación causante de una alteración en el funcionamiento del gen y, por tanto, la principal causa de la aparición de la enfermedad. Este resultado permitirá realizar el estudio a otros miembros de la familia, sanos o afectos de cáncer, con el objetivo de adecuar las medidas de prevención y/o detección precoz de la enfermedad.
– La persona a la cual se le detecta la mutación la llamamos «portador» y tiene un riesgo más elevado de desarrollar cáncer que la población en general. Al resto de familiares que no posean la mutación genética les llamamos «no portadores» y su riesgo de desarrollar un cáncer es el mismo que el de la población general.
– Resultado no informativo: cuando no se halla ninguna mutación. Este resultado no permite estudiar al resto de familiares, pero sí les ofreceremos todas aquellas medidas de prevención y/o detección precoz de la enfermedad, adecuadas al riesgo que se ha establecido por la historia familiar.
– Resultado de significado incierto: cuando se detecta una mutación pero se desconoce su relación con la aparición de la enfermedad en la familia. Este resultado no permite estudiar al resto de familiares, por lo que se debe considerar y manejar igual que un resultado no informativo.

6   Formas más frecuentes de predisposición hereditaria al cáncer de colon y recto

Existen diferentes formas de predisposición hereditaria al cáncer de colon y recto[4] (véase la figura 3).

6.1   *Poliposis adenomatosa familiar*

La poliposis adenomatosa familiar (PAF) es una enfermedad hereditaria autosómica que se caracteriza por la presencia de múltiples pólipos adenomatosos (más de cien), distribuidos a lo largo de todo el intestino grueso.[5] El desarrollo de pólipos suele iniciarse a partir de la pubertad, aunque habitualmente no ocasiona sintomatología hasta los 30-35 años de edad. Es una enfermedad infrecuente (un caso por cada 10.000-

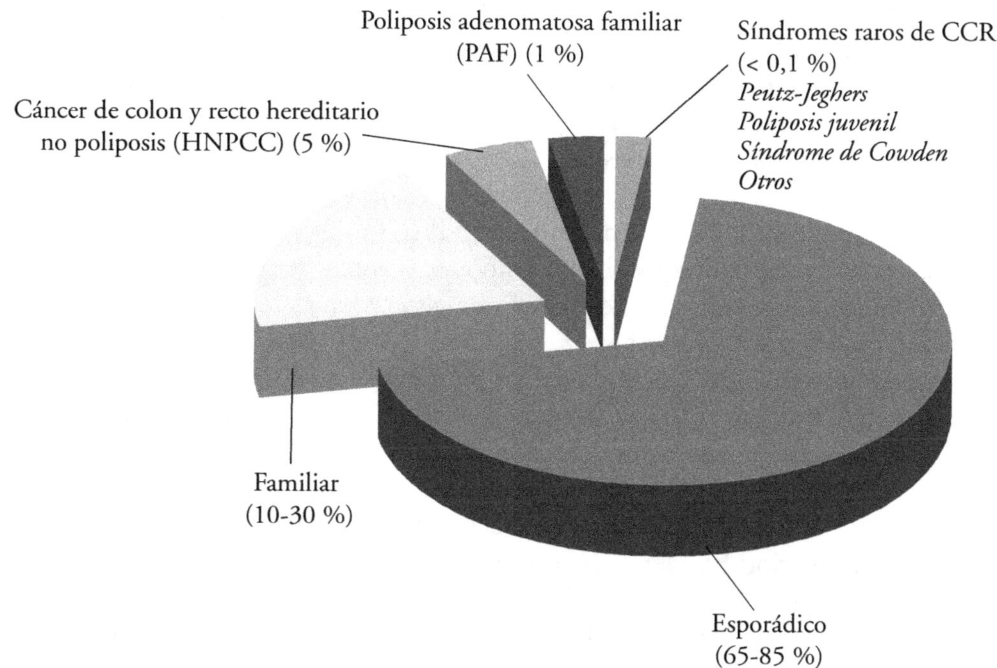

Figura 3.
Causas de la susceptibilidad hereditaria al cáncer de colon y recto.
Modificado de Burt RW et al. Prevention and Early Detection of CRC, 1996.

20.000 habitantes), pero con una elevada penetrancia, cercana al 100 %. Se estima que es responsable del 1 % de los cánceres de colon y recto. La PAF puede presentar manifestaciones extracolónicas como adenomas en estómago, intestino delgado y ampolla de Vater, osteomas, quistes epidérmicos, hipertrofia congénita del epitelio pigmentario de la retina y tumores desmoides. De forma más infrecuente puede asociarse a carcinoma papilar de tiroides, tumores cerebrales y hepatoblastomas en la infancia.

La PAF posee un alto potencial de malignización, de manera que si no se efectúa el tratamiento quirúrgico, la práctica totalidad de pacientes desarrollarán un cáncer de colon y recto (CCR) antes de los cincuenta años de edad.

Las estrategias preventivas en la PAF van dirigidas a disminuir las causas de mortalidad (principalmente el CCR, los tumores duodenales y los tumores desmoides) e incluyen el análisis genético, la cirugía profiláctica, la vigilancia de la población afectada y la quimioprevención.

El diagnóstico clínico de la PAF puede efectuarse cuando un individuo tiene más de cien adenomas colorrectales o cuando tiene múltiples adenomas y es familiar de primer grado de un paciente diagnosticado de PAF. La presencia de manifestaciones extracolónicas refuerza la sospecha diagnóstica.

Los pacientes afectos de PAF y sus familiares deben ser remitidos a unidades especializadas en CCR hereditario para su registro y atención. El consejo genético debe contemplar la detección de mutaciones en el gen *APC*, las recomendaciones referentes al cribado y tratamiento, así como la evaluación del impacto emocional.

En la actualidad, la mayoría de pacientes con PAF son diagnosticados en el contexto de programas de cribado específicos, debido a sus antecedentes familiares. No obstante, en el 30-40 % de nuevos casos no existen antecedentes familiares de PAF y son probablemente debidos a mutaciones *de novo*.

Se ha descrito una forma atenuada de la PAF que difiere de la forma clásica en que existe un número menor de pólipos (generalmente más de quince y siempre menos de cien) y que, además, tienen tendencia a desarrollarse en el colon derecho. La edad de aparición de los pólipos o del cáncer suele retrasarse unos quince años en relación a la PAF clásica. No existen diferencias respecto a la aparición de lesiones en el tracto gastrointestinal superior. Este fenotipo es denominado poliposis adenomatosa familiar atenuada (PAFA) y las características clínicas básicas son: un curso moderado de la enfermedad, una aparición tardía de adenomas y carcinomas colorrectales y una muy limitada expresión de manifestaciones extracolónicas.

Generalmente se había aceptado que la poliposis adenomatosa familiar atenuada seguía un patrón autosómico dominante, al igual que la forma clásica, pero con un índice de mutaciones *de novo* superior. Recientemente se ha descrito que hasta un 30 % de las mismas siguen un patrón de herencia autosómico recesivo, denominándose esta alteración como poliposis asociada al *MYH* (MAP).

En la PAF se recomienda ofrecer a los familiares de riesgo (individuos portadores de mutaciones y aquellos familiares directos pertenecientes a familias con PAF en las que no ha sido posible identificar la mutación causal) un cribado de las manifestaciones colónicas y extracolónicas de la PAF.

Es importante el diagnóstico temprano de la PAF, antes de que se desarrolle un CCR, por lo que se recomienda un control endoscópico colónico regular desde los diez o doce años de edad.[6] Debido a que los adenomas aparecen difusamente en todo el colon, la realización de una rectosigmoidoscopia es suficiente para establecer si un individuo expresa la enfermedad. La periodicidad, siempre que no se evidencien pólipos, será: *a)* anual, desde los diez o doce años hasta la edad de veinticinco; *b)* bienal, desde los veintiséis años hasta los treinta y cinco; *c)* trienal, desde los treinta y seis años de edad hasta los cuarenta y cinco; y d) cada cinco a diez años a partir de los cuarenta y seis.

Un 40 % de los pacientes con PAF presentan manifestaciones extracolónicas asociadas. Entre las más frecuentes destacan las lesiones gastroduodenales (hipertrofia glandular fúndica, adenomas o pólipos hiperplásicos, adenocarcinoma), hipertrofia congénita del epitelio pigmentario de la retina, tumores de partes blandas (desmoides, fibromas), osteomas (en maxilares, cráneo y huesos largos) y quistes epidermoides.

En los pacientes con PAF en los que se ha realizado la colectomía, los tumores desmoides constituyen la segunda causa de muerte tras el carcinoma periampular. Se desconoce la fisiopatología de estos tumores, aunque es habitual hallar el antecedente de cirugía abdominal previa e historia familiar de éstos y se asocian a determinadas mutaciones en el gen *APC*.

Se considera que entre el 80-90 % de las familias afectas de PAF clásica presentan mutaciones en el gen *APC (adenomatous polyposis coli gene)* en la línea germinal. El diagnóstico genético se basa en el estudio molecular directo del caso índice.

Recientemente, tras la demostración de la participación de otro gen, el gen *MYH*, en el desarrollo de la PAF, generalmente atenuada, se ha refutado el dogma del patrón de herencia autosómico dominante de la PAF. El gen *MYH* causa la PAF a través de un patrón de herencia autosómico recesivo.

Las mutaciones en el gen *MYH* son menos heterogéneas y sus frecuencias muestran marcadas diferencias étnicas. Dos variantes, Y165C y G382D, suponen el 75 % de las variantes identificadas en el gen *MYH* en sujetos caucásicos.

La heterogeneidad genética tiene consecuencias importantes en consejo genético y en el seguimiento de los pacientes y familiares en riesgo en la PAF. El estudio genético está indicado para: 1) confirmar el diagnóstico de PAF tras haber realizado el diagnóstico clínico o en presencia de antecedentes familiares de PAF; 2) como cribado molecular en familiares de afectos de PAF (diagnóstico presintomático).

El diagnóstico molecular presintomático se debe ofrecer en la adolescencia, pues es el momento de inicio de las rectosigmoidoscopias en los familiares en situación de riesgo. Si se detecta la mutación, su riesgo de desarrollar la enfermedad está cerca del 100 % a los cuarenta años. El diagnóstico molecular puede ayudar a reforzar las recomendaciones de seguimiento basadas en rectosigmoidoscopias anuales o bianuales hasta evidenciar el desarrollo de pólipos. Si en una familia con mutación identificada no se detecta dicha mutación en uno de los familiares, podremos retirarlo del programa de cribado avisando que el sujeto tiene el mismo riesgo que la población general de desarrollar CCR. En las familias sin mutación detectada, el diagnóstico molecular no modifica el programa de seguimiento.

El diagnóstico molecular debe ofrecerse siempre en el contexto del proceso de consejo genético.

En estos momentos no existe un tratamiento de la PAF como tal; lo que se lleva a cabo es un tratamiento de sus manifestaciones. Por eso, el tratamiento de la PAF puede dividirse en el tratamiento de la afectación colorrectal y el tratamiento de la afectación extracolorrectal.

Los pacientes con PAF deben ser tratados quirúrgicamente para evitar el desarrollo precoz de CCR. Se ha sugerido que esta cirugía debe llevarse a cabo cuando no puede garantizarse el control endoscópico de la afectación colorrectal, intentando retrasar la cirugía hasta la finalización de la pubertad si es posible.

En los pacientes con PAF, se recomienda realizar un seguimiento endoscópico tras la colectomía mediante rectoscopia o reservorioscopia.

El tratamiento de los pólipos gastroduodenales varía según su localización y la incorporación del ecoendoscopio ha permitido un mejor diagnóstico de la extensión de la enfermedad. La polipectomía endoscópica se recomienda como la mejor opción para los pólipos aislados. Cuando la afectación duodenal es grave (pólipos múltiples, grandes, vellosos o con displasia severa, es decir en estadio IV de la clasificación de Spigelman) el tratamiento recomendado es la duodenopancreatectomía cefálica con preservación de píloro y anastomosis pancreatogástrica.

El tratamiento de los tumores desmoides es difícil, siendo todavía un tratamiento principalmente empírico. El tratamiento quirúrgico debería limitarse a aquellos tumores desmoides que causen complicaciones potencialmente deletéreas para el paciente (obstrucción intestinal, inminente isquemia intestinal, etcétera).

Diversos estudios han evaluado la utilidad de la quimioprevención en la PAF. La administración de los antiinflamatorios no esteroideos (AINES) (sulindac, celecoxib y probablemente otros) en la PAF únicamente está aceptada como terapia adyuvante a la cirugía en pacientes con pólipos residuales y nunca como alternativa a ésta. La administración de los AINEs no está justificada en la prevención primaria de la PAF en pacientes portadores de mutaciones en el gen *APC*.

6.2   *Cáncer de colon y recto hereditario no poliposis o síndrome de Lynch (CCHNP)*

Se trata de una enfermedad hereditaria con patrón autosómico dominante debida a mutaciones germinales en genes reparadores del ADN.[7] Más del 90 % de las familias con CCHNP genéticamente caracterizadas son debidas a mutaciones en los genes *hMLH1* (59 %) y *hMSH2* (38 %). A pesar de tratarse de la forma de CCR hereditario más frecuente, únicamente representa entre el 0,9 y el 5 % del total de casos de CCR.

El CCHNP se caracteriza por el desarrollo precoz de CCR, habitualmente antes de los cincuenta años de edad, con un predominio en el colon derecho y una elevada tendencia a presentar neoplasias sincrónicas o metacrónicas, ya sea en el propio colon y recto o en otros órganos (endometrio, estómago, páncreas, sistema urinario, ovario, vías biliares, intestino delgado). Con menor frecuencia pueden presentar tumores cerebrales (glioblastoma) o cutáneos (queratoacantomas, adenomas sebáceos o adenocarcinomas sebáceos), combinaciones que reciben el nombre de síndrome de Turcot y síndrome de Muir-Torre, respectivamente, y constituyen variantes del CCHNP.

El diagnóstico clínico de CCHNP se establece a partir de la historia familiar y se basa en los criterios de Amsterdam (véase la tabla 2).

<table>
<tr><td>

Criterios de Amsterdam I/II (tienen que cumplirse todos los criterios)

</td></tr>
<tr><td>

– Mínimo tres individuos con CCR o tumor asociado al CCHNP (endometrio, intestino delgado, uréter o pelvis renal)

– Uno de los familiares es de primer grado respecto a los otros dos

– Mínimo dos generaciones consecutivas afectas

– Mínimo un caso diagnosticado antes de los cincuenta años

– Exclusión del diagnóstico de PAF

– Confirmación de los diagnósticos con informes anatomopatológicos

</td></tr>
</table>

Tabla 2.
Criterios clínicos de diagnóstico del CCHNP.

La identificación de una mutación germinal en alguno de los genes reparadores del ADN permite confirmar el diagnóstico clínico de sospecha de CCHNP. Esto se produce en la mayoría de pacientes (45-65 %) que cumplen los criterios de Amsterdam. Sin embargo, en una proporción no despreciable de familias que cumplen dichos criterios o que tienen una marcada historia familiar de CCR no es posible identificar la mutación causal. Además, familias que no cumplen los criterios de Amsterdam pueden presentar mutaciones germinales en estos genes.

La presencia de mutaciones germinales en los genes reparadores del ADN ha permitido el diagnóstico molecular del CCHNP y, consecuentemente, su aplicación en el cribado de éste. La alteración de estos genes comporta la acumulación de múltiples mutaciones somáticas que afectan de manera preferente a fragmentos repetitivos de ADN (microsatélites) distribuidos a lo largo del genoma, lo cual constituye un marcador fenotípico de esta entidad (fenómeno de inestabilidad en microsatélites).

La penetrancia de las mutaciones en los genes *hMLH1* y *hMSH2* en relación con el desarrollo de CCR es superior al 80 %. A diferencia de lo que ocurre en la PAF, el CCHNP no presenta unas características fenotípicas específicas, lo que hace aún más útil la realización del análisis genético. Además, no existe una clara correlación genotipo-fenotipo.

La baja sensibilidad de los criterios de Amsterdam ha llevado a establecer unos criterios menos restrictivos que permitan identificar una proporción mayor de pacientes afectos de CCHNP. Estos criterios, establecidos en Bethesda y modificados posteriormente (véase la tabla 3), fueron desarrollados para identificar pacientes con una elevada probabilidad de padecer un CCHNP a los cuales estaría indicado determinar la presencia del fenómeno de inestabilidad de microsatélites en el seno del tumor. En aquellos pacientes con inestabilidad de microsatélites debería investigarse la presencia de muta-

Criterios de Bethesda revisados
– CCR diagnosticado antes de los cincuenta años
– Presencia de CCR sincrónico o metacrónico u otro tumor[a] asociado a CCHNP, independientemente de la edad
– CCR con histología,[b] con IMS alta[c] diagnosticado antes de los sesenta años
– Mínimo dos generaciones consecutivas afectas
– CCR diagnosticado en uno o más familiares de primer grado con un tumor asociado a CCHNP, uno de los cánceres diagnosticados antes de los cincuenta años
– Individuo con CCR en dos o más familiares de primer o segundo grado con un tumor asociado a CCHNP, independientemente de la edad
[a] Tumores asociados a CCHNP: colorrectal, endometrial, estómago, ovario, páncreas, uréter y pelvis renal, tracto biliar, cerebral (glioblastoma), adenomas sebáceos, queratoacantomas y tumores del intestino delgado [b] Presencia de linfocitos infiltrantes de tumor, reacción *Crohn-like*, diferenciación mucinosa/anillo de sello o medular [c] IMS alta: se refiere a cambios en dos o más marcadores de inestabilidad recomendados por el National Cancer Institute

Tabla 3.
Criterios de estudio de inestabilidad en microsatélites (IMS). Modificado de Umar y cols.

ciones en los genes reparadores del ADN. Es importante resaltar que los criterios de Bethesda no son criterios diagnósticos de CCHNP, cuyo diagnóstico clínico se apoya en los criterios de Amsterdam. Los criterios de Bethesda deben considerarse como un procedimiento de selección previo de los individuos con una mayor probabilidad de presentar mutaciones en los genes implicados en el CCHNP, con lo que se consigue aumentar el rendimiento del análisis genético.[8]

El análisis genético de los genes reparadores del ADN permite el diagnóstico presintomático de los familiares a riesgo. Este análisis permite la racionalización del cribado familiar, de manera que el seguimiento endoscópico puede centrarse, únicamente, en aquellos miembros portadores de mutaciones. Por ello, el análisis genético debe ofrecerse a los familiares de primer grado (padres, hermanos e hijos) de individuos portadores de una mutación germinal en alguno de estos genes.

La identificación de los individuos portadores de mutaciones mediante análisis genético permite optimizar la relación coste-efectividad del cribado del CCHNP, especialmente si se tienen en cuenta los familiares más próximos (hijos y hermanos) de los pacientes afectos.

El análisis genético debe efectuarse en el contexto del consejo genético y, siempre, previa obtención del consentimiento informado por escrito.

El cribado del CCR en el CCHNP es eficaz y va dirigido a la identificación y resección de pólipos adenomatosos, así como a la detección de carcinomas en fases iniciales de su desarrollo.[9]

Se ha descrito que la progresión de adenoma a carcinoma es más rápida en el CCHNP que en los tumores esporádicos. Es por ello que generalmente se recomienda disminuir el intervalo entre colonoscopias de cribado a uno o dos años. Estas colonoscopias deben iniciarse a partir de los veinte o veinticinco años o diez años antes de la edad del diagnóstico del CCR en el familiar afecto más joven, escogiendo la opción que primero se produzca. Existen evidencias de que el cribado endoscópico de los individuos a riesgo pertenecientes a familias con CCHNP es efectivo y menos costoso que no efectuar cribado.

Los pacientes afectos de CCHNP presentan un riesgo aumentado de padecer otras neoplasias relacionadas: 60 % para el cáncer de endometrio; 13 % para el estómago; 12 % para el ovario; 4 % para el de vías urinarias; 3,7 % para el cerebral; 3,3 % para el de pelvis renal, y 2 % para el de vías biliares.

La neoplasia extracolónica más frecuente es la de endometrio, tanto en las familias con mutaciones en el gen *hMLH1* como en el gen *hMSH2*. La mayoría de grupos recomiendan el cribado sistemático de esta neoplasia mediante ultrasonografía pélvica anual a partir de los veinticinco a treinta y cinco años de edad.

6.3 *Agregación familiar*

Los pacientes con CCR a menudo presentan antecedentes familiares de esta neoplasia, habitualmente sin llegar a cumplir los criterios de las formas hereditarias de CCR (PAF y CCHNP). Así, se ha descrito de manera constante que el riesgo de desarrollar CCR en individuos con un familiar de primer grado afecto de CCR es de dos a tres veces superior al de la población general[10] (véase la tabla 4).

La edad de diagnóstico del CCR, el número de familiares afectos y el grado de parentesco son las principales variables asociadas al riesgo de CCR en los diferentes estudios.

La presencia de familiares de segundo (abuelos, tíos o sobrinos) o tercer (bisabuelos y primos) grado afectos de CCR también se ha visto asociada a un discreto aumento del riesgo de CCR.

Hasta el momento no se han llevado a cabo estudios prospectivos que comparen estrategias de cribado específicas en pacientes con un moderado incremento de riesgo familiar de CCR. Es por ello que las recomendaciones que se hacen en relación al cribado son empíricas y contemplan medidas más intensas que las propuestas para la población general, ya sea por la periodicidad y/o la edad de inicio de éstas.

Los individuos con dos o más familiares de primer grado (padres, hermanos e hijos) con una neoplasia de colon y recto son tributarios de cribado mediante colonoscopia

Situación familiar	Riesgo acumulado de CCR
Riesgo en población general	5,8 %
Un familiar de primer grado[a] con CCR	2-3 veces[d]
Dos familiares de primer grado[a] con CCR	3-4 veces[d]
Un familiar de primer grado[a] con CCR diagnosticado antes de los cincuenta años	3-4 veces[d]
Un familiar de segundo[b] o tercer grado[c] con CCR	~ 1,5 veces[d]
Dos familiares de segundo grado[b] con CCR	~ 2-3 veces[d]
Un familiar de primer grado[a] con adenoma colorrectal	~ 2 veces[d]

[a] Familiares de primer grado: padres, hermanos e hijos
[b] Familiares de segundo grado: abuelos, tíos y sobrinos
[c] Familiares de tercer grado: bisabuelos y primos
[d] Incremento respecto al riesgo de la población general

Tabla 4.
Riesgo familiar de cáncer de colon y recto. Modificada de Burt y cols.

cada cinco años a partir de los cuarenta años de edad (o diez años antes de la edad de diagnóstico del familiar afecto más joven, lo primero que ocurra).

Cuando existe únicamente un familiar de primer grado afecto de neoplasia de colon y recto, el riesgo está condicionado por la edad en el momento del diagnóstico: si éste se efectuó antes de los sesenta años de edad, el cribado recomendado es idéntico al mencionado anteriormente; por el contrario, cuando el diagnóstico se efectuó a una edad igual o superior a los sesenta años, el cribado recomendado es el mismo que el propuesto para la población de riesgo medio pero iniciándolo a los cuarenta años de edad. Cuando los antecedentes de neoplasia de colon y recto se hallan limitados a familiares de segundo grado, el cribado dependerá exclusivamente del número de familiares afectos.

7   Resumen y conclusiones

El cáncer de colon y recto es una enfermedad debida al efecto combinado de factores genéticos y ambientales. Sólo una pequeña proporción, se estima que entre un 5 y un 10 % de todos los tumores, tiene un carácter hereditario, es decir, se pueden transmitir de padres a hijos.

El cáncer de colon y recto hereditario es el que se origina como consecuencia de mutaciones en genes concretos, presentes ya desde el nacimiento, que incrementan la probabilidad de desarrollar esta enfermedad. Se hereda la susceptibilidad de padecer cáncer de colon y recto, no la seguridad de desarrollarlo. En los últimos años se han identificado genes implicados en la susceptibilidad al cáncer de colon y recto y se han desarrollado técnicas para su estudio.

La identificación de familias con predisposición hereditaria al cáncer de colon y recto es importante, ya que sus miembros podrán beneficiarse de medidas eficaces tanto para la detección precoz de los tumores como para evitar la aparición de los mismos. En familias con cáncer de colon y recto hereditario es común observar varios casos de personas afectadas por esta enfermedad en cada generación y que aparece a una edad más temprana de lo habitual; también puede haber individuos que han sufrido más de un tumor. Cuando un médico reconoce uno o varios de estos signos en una familia, debe derivarla a una unidad de consejo o asesoramiento genético.

La atención a las familias con cáncer hereditario requiere de especialistas en consejo genético que realizarán la evaluación individual del riesgo para cada miembro de la familia y las determinaciones oportunas. Mediante el consejo genético los pacientes con predisposición hereditaria al cáncer reciben información sobre: 1) la probabilidad de presentar una neoplasia; 2) la probabilidad de transmitir a su descendencia la predisposición al cáncer, así como la probabilidad que tienen éstos de desarrollarlo; 3) las medidas de prevención y reducción de riesgo disponibles y las recomendaciones para el seguimiento, tanto del individuo como de sus familiares, y 4) el pronóstico y el tratamiento más apropiado. Durante el proceso de consejo genético los individuos y sus familiares reciben también un adecuado soporte psicológico. La realización de pruebas genéticas específicas no es posible en todos los casos, ya que hay síndromes en los que aún no se conoce el gen responsable.

Un aspecto importante del cáncer hereditario es el manejo de los familiares sanos que tienen riesgo de desarrollar cáncer. Existen tres estrategias principales para el manejo clínico: *a)* seguimiento y vigilancia médica periódica; *b)* administración de fármacos que previenen el cáncer (quimioprevención), y *c)* realización de cirugías que evitan que el cáncer pueda desarrollarse en un órgano determinado (cirugía profiláctica).

7.1 *Recuerde que el cáncer de colon y recto*

- Generalmente no es hereditario.
- En los pocos casos en los que se sospeche que el cáncer de colon y recto es hereditario (5-10 %) es posible estudiar qué genes son los responsables.
- En las familias con cáncer de colon y recto hereditario indicaremos un seguimiento más estricto que, junto con otras medidas, permitirá mejorar el pronóstico e, incluso, evitar el cáncer.

BIBLIOGRAFÍA

1. de la Chapelle A. Genetic predisposition to colorectal cancer. Nat Rev Cancer 2004; 4: 769-80.

2. Lynch HT, de la Chapelle A. Hereditary Colorectal Cancer. The New England Journal of Medicine 2003; 348: 919-32.

3. Andreu M, Balil A, Balmaña J *et al.* Oncoguía del consejo y asesoramiento genéticos en el cáncer hereditario. Guía de práctica clínica. Agencia d'Avaluació de Tecnologia i Recerca Mèdiques, Barcelona 2006.

4. Alonso A, Benavides M, Blanco I *et al.* Cáncer hereditario. Dispublic, SL, Madrid 2006.

5. Blanco I, González S, Capella G. Síndromes de poliposis gastrointestinal. Consejo Genético. Monografías de Oncología Médica. You & Us editores 2006; 43-59.

6. Vasen HF, Moeslein G, Alonso A *et al.* Guidelines for the clinical management of familial adenomatous polyposis (FAP). Gut 2008; 57 (5): 704-13.

7. Piñol V, Andreu M, Castells A *et al.* Frequency of hereditary non-polyposis colorectal cancer and other colorectal cancer familial forms in Spain: a multicentre, prospective, nationwide study. Eur J Gastroenterol Hepatol 2004; 16: 39-45.

8. Piñol V, Castells A, Andreu M *et al.* Accuracy of revised Bethesda guidelines, microsatellite instability, and immunohistochemistry for the identification of patients with hereditary nonpolyposis colorectal cancer. Jama 2005; 293: 1986-994.

9. Vasen HF, Moslein G, Alonso A *et al.* Guidelines for the clinical management of Lynch syndrome (hereditary non-polyposis cancer). Journal of Medical Genetics 2007; 44 (6); 353-62.

10. Slattery ML, Levin TR, Ma K *et al.* Family history and colorectal cancer: predictors of risk. Cancer Causes Control 2003; 14: 879-87.

Capítulo 3

Diagnóstico

J. F. Rodríguez Moreno, J. Sastre Valera, E. Díaz-Rubio García

Servicio de Oncología Médica
Hospital Clínico San Carlos
Madrid

Dirección para correspondencia
Hospital Clínico San Carlos
Dr. J. Sastre Valera
jsastre.hcsc@salud.madrid.org

1 Introducción

El diagnóstico y, en concreto, el diagnóstico precoz sigue siendo hoy por hoy la verdadera llave para la curación total del cáncer de colon y recto. Por ello, es de vital importancia que todos los profesionales de la salud y, sobre todo los más próximos a la atención primaria, conozcan los síntomas y signos de alarma ante los que sospechar esta patología, así como las pruebas necesarias para su correcto diagnóstico y manejo posterior.

2 ¿Cuándo sospechar un cáncer de colon o recto?

2.1 *Presentación clínica*

Si bien el objetivo ideal sería diagnosticar el cáncer de colon mucho antes de que ocasionara síntomas, la realidad es que la gran mayoría de los pacientes inician su estudio a raíz de un cuadro clínico ya presente, más o menos evolucionado.

Casi la mitad de los enfermos van a consultar por dolor abdominal, que puede oscilar desde un dolor difuso y aparentemente inespecífico –a veces en relación con la tumoración primaria o con una diseminación peritoneal–, hasta un dolor intenso de aparición brusca, asociado a los raros casos de perforación intestinal o hemoperitoneo por fístulas malignas.

Mucho más específicos, en comparación con el dolor abdominal, son los síntomas y signos asociados al sangrado digestivo que ocasiona un tumor colorrectal en aproximadamente un 40 % de los pacientes. Las melenas, aunque no descartan un proceso colónico, suelen ser indicativas de afecciones más proximales en el tubo digestivo. Sin embargo, tanto la hematoquecia como la rectorragia, deben hacernos sospechar un proceso maligno sobre el recto, principalmente, o sobre el hemicolon izquierdo. Las neoplasias situadas sobre el ciego o el colon ascendente suelen tener, desde un punto de vista académico y no del todo concordante con la práctica habitual, un curso clínico más insidioso, y el escaso sangrado se relaciona más con la anemia ferropénica que con los signos clínicos de hemorragia.

Otro síntoma de capital importancia a la hora de sospechar un cáncer de colon es el cambio en el hábito intestinal de una persona adulta. Se considera la forma de debut más frecuente de los tumores del colon izquierdo y, por su relevancia, debe ser motivo per se para iniciar un estudio diagnóstico. Generalmente, dicho cambio en el ritmo intestinal suele ser hacia el estreñimiento, dado el obstáculo para el adecuado tránsito que va a suponer la presencia de una tumoración endoluminal. En los casos de tumores distales, este estreñimiento se puede acompañar de sensación de tenesmo rectal, bien por el efecto masa del tumor cercano a la ampolla rectal, o bien por infiltración del plexo nervioso. No obstante, un aumento en el tránsito intestinal o un cambio en las características de las deposiciones también podrían ser manifestaciones de esta patología.

Hasta un 20 % de los pacientes van a tener metástasis a distancia en el momento de la aparición de los síntomas y en algunos de ellos éstas serán las responsables de dicha clínica. Así, por ejemplo, la autopalpación de una tumoración abdominal o hasta de un nódulo supraclavicular puede estar relacionada con un carcinoma colorrectal. También una tos seca persistente puede ser fruto de metástasis pulmonares o, en otros casos, podrán ser los depósitos óseos los que produzcan dolores mecánicos, etcétera.

En un porcentaje mucho más pequeño de pacientes, las manifestaciones de esta neoplasia son indirectas o casi ausentes y dificultan de forma franca el llegar a su diagnóstico. Así, es posible que un cáncer de colon sea el diagnóstico final de un estudio completo de fiebre de origen desconocido o, en otros casos, sea el cardiólogo quien, después de tratar una endocarditis por *Streptococcus bovis,* solicite una colonoscopia y halle una tumoración incipiente.

Podría concluirse que el prototipo de paciente en el que hay que sospechar como primera posibilidad un cáncer de colon sería una persona en torno a los sesenta años, que consulta por hematoquecia de reciente aparición y refiere una historia de meses de evolución de leve dolor abdominal difuso, cambios en el hábito intestinal y síndrome constitucional concomitante.[1]

2.2   *Exploración física*

Es tan fácil como erróneo en los tiempos que corren, cuando la presión asistencial es tan elevada y la confianza en las pruebas complementarias casi ciega, pasar por alto una exploración física que puede darnos datos muy importantes para el manejo de nuestro paciente.

La exploración debe ser completa y hacer hincapié en los aspectos hacia los que nos haya orientado la entrevista con el enfermo. No vamos a pormenorizar aquí cada uno de los hallazgos habituales en la exploración de un paciente con cáncer de colon, pero sí haremos algunos comentarios, a nuestro juicio, relevantes.

El tacto rectal en un paciente que consulta por hemorragia digestiva, y en el que una de las sospechas diagnósticas es un carcinoma colorrectal, es imprescindible. No sólo nos va a dar mucha y muy valiosa información para el diagnóstico diferencial (presencia o no de hemorroides, pólipos, restos sanguíneos, etc.) sino que puede ayudarnos a dirigir al enfermo al especialista adecuado y a priorizar las distintas pruebas o intervenciones. Así, por ejemplo, puede alertarnos sobre un tumor rectal estenosante que requiera un estudio muy preferente o la colocación de un *stent* endoscópico.

En la exploración abdominal, la palpación de una masa mesogástrica, por ejemplo, es un hallazgo, en el contexto adecuado, muy sugerente de un cáncer de colon; o el objetivar una hepatomegalia lobulada e indurada, no dolorosa, puede ser indicativo de un paciente con metástasis hepáticas. Además, no sólo vamos a obtener datos objetivos que nos reafirmen en la necesidad de solicitar el estudio básico que después comentaremos, sino que podríamos detectar signos clínicos añadidos de mucha importancia.

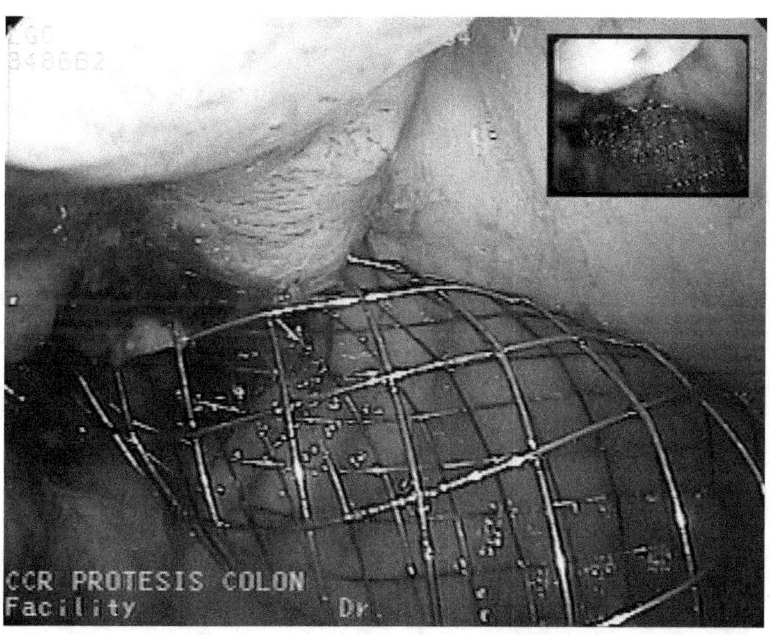

Figura 1.
Stent *sobre cáncer de colon estenosante; visión endoscópica.*

2.3 Diagnóstico diferencial

Muchas son las patologías que pueden ocasionar síntomas y signos similares a los de un carcinoma del área colorrectal, incluyéndose, entre otras, multitud de procesos benignos como los relacionados con el plexo hemorroidal y el suelo pélvico, enfermedad diverticular del colon, enfermedad inflamatoria intestinal, infecciones, etcétera, así como otras neoplasias que no sean el clásico adenocarcinoma de intestino grueso, sino tumores neuroendocrinos, metástasis de otros tumores sólidos, GIST, linfomas MALT, etcétera.

En cualquier caso, la sospecha de un posible cáncer de colon, exige un estudio dirigido sin demora, dado que el retraso en el diagnóstico puede resultar fatal.

2.4 Alteraciones analíticas

Es cada día más frecuente el encontrar casualmente alteraciones analíticas en revisiones laborales o *screening* de clínicas privadas, que no se sospechaban en un paciente previamente asintomático y aparentemente sano. En general ningún dato analítico es patognomónico de patología maligna, así como tampoco de carcinoma de colon y recto, y, aunque podrían ser muchas las alteraciones analíticas que se justificasen por esta neoplasia, merece la pena llamar la atención sobre algunos aspectos prácticos.

2.4.1 La anemia ferropénica

Una vez confirmado el hecho de que un paciente padece este tipo de anemia con un estudio adecuado del perfil férrico, es un error grave tratar la ferropenia con suplementos ferrosos sin plantearse la etiología del problema. Su causa más frecuente es el sangrado crónico; por tanto, es habitual que muchas mujeres en edad fértil acusen este tipo de anemia debido a menstruaciones abundantes y, probablemente, no precisarán otro tipo de estudios. Sin embargo, un paciente en el que no sea evidente un sangrado habitual, puede ser portador de úlcera péptica, hemorroides o un carcinoma, generalmente de hemicolon derecho y, por tanto, habrán de llevarse a cabo las pruebas necesarias para su diagnóstico.

2.4.2 Marcadores tumorales

Los marcadores tumorales particularmente asociados a cáncer de colon y recto son el antígeno carcinoembrionario (CEA) y el antígeno carbohidrato 19-9 (CA 19.9). Estos marcadores tienen una muy baja sensibilidad para el diagnóstico precoz de cáncer de colon y una muy baja especificidad para patología maligna. Así, por ejemplo, pueden elevarse en pacientes con gastritis, EPOC, EII, DM, etcétera. Por ello, se desaconseja su realización rutinaria en población sana; tampoco son útiles en un paciente en el que sospechamos un carcinoma colorrectal y el hecho de encontrarlos elevados en un paciente asintomático no debe condicionar su manejo diagnóstico. En cambio, los marcadores tumorales sí tendrán un valor práctico y hasta pronóstico en un paciente ya diagnosticado de cáncer de colon, en tratamiento y/o seguimiento.

Otros reactantes de fase aguda elevados, como PCR, VSG o fibrinógeno, podrían ser orientativos de un proceso tumoral en un paciente en el que clínicamente haya una sospecha fundada. Aunque no debemos olvidar que tampoco tienen una adecuada especificidad y cualquier proceso inflamatorio podría alterarlos.

3 Diagnóstico y estadificación del carcinoma de colon y recto

La concepción simplista y anticuada del cáncer como una tumoración localizada que hay que extirpar en todo caso para sanar al enfermo debe ser desterrada. El cáncer de colon es una enfermedad con un gran trasfondo genético y un importante componente ambiental, como ya veíamos en otros capítulos, que implica trastornos metabólicos y nutricionales asociados y que, en buena parte de los pacientes, puede estar afectando a otras áreas del aparato digestivo o incluso a otros órganos. Además, circunscribiéndonos al intestino grueso, existe la posibilidad de que dos o más tumores sincrónicos convivan en un mismo individuo.

Por todo ello, no sólo es necesario objetivar la tumoración intestinal sino, también, establecer el alcance del problema, ya que en función del mismo se decidirá el mejor tratamiento para el enfermo.

3.1 *Diagnóstico*

3.1.1 *Colonoscopia*

Es la técnica de elección para el diagnóstico de carcinoma colorrectal. Permite visualizar toda la mucosa del colon, localizando la posible tumoración, pólipos displásicos, así como las neoplasias sincrónicas si las hubiera. Respecto a todas las técnicas radiológicas permite la toma de biopsia de las lesiones y por tanto el diagnóstico de certeza del proceso.

Además, en los casos en los que la tumoración sea sésil y de pequeño tamaño, puede convertirse en una herramienta, no sólo diagnóstica sino, también, terapéutica, permi-

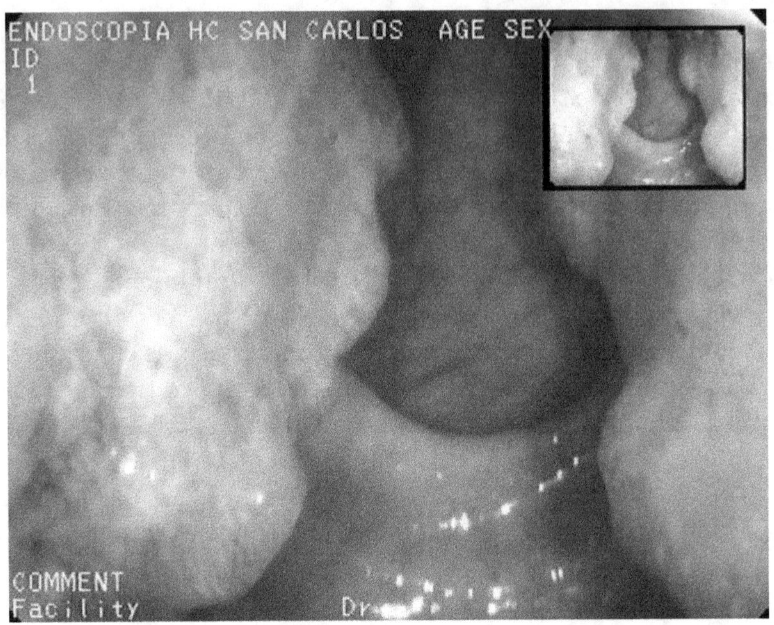

Figura 2.
Colonoscopia: cáncer de recto estenosante.

tiendo su resección completa sin necesidad de cirugía. O, en los casos en los que la resección completa no sea posible, puede colaborar en las maniobras de tratamiento con marcaje de tinta china, colocación de *stents* intraluminales, etcétera.

En ocasiones, la tumoración es suficientemente estenosante como para no permitir el paso del endoscopio a partir de cierto nivel. En estos casos, siempre debe completarse el estudio del resto del colon mediante colonoscopia intraoperatoria, tras resecarse la estenosis.

3.1.2   *Colonoscopia virtual o TC-colonografía*

Esta técnica, que ya no es tan novedosa (implantada desde 1994 en el mundo del diagnóstico por imagen), consigue una reconstrucción tridimensional del colon del paciente por medio de la tecnología TC adecuadamente procesada mediante *software* de sustracción digital. Se trata de un método de diagnóstico seguro, que supone una radiación similar a la de un enema opaco y considerablemente menor a la de una TC abdominopélvica.

Aunque los datos son variables según los distintos centros de trabajo, un metaanálisis de treinta y tres estudios[2] sitúa la sensibilidad de la colonoscopia virtual para la detección de pólipos mayores de 9 mm en un 85 % (ya que si el punto de corte se reduce a 6 mm, la sensibilidad queda en un 48 %) y la especificidad, por su parte, resulta consistente (en torno a un 92-97 %).

Inicialmente se requería una preparación del intestino similar a la necesaria para una colonoscopia óptica (solución evacuante, enemas, etcétera) y la posterior insuflación del colon mediante CO_2 para distenderlo y poder distinguir, adecuadamente, las posibles lesiones de la mucosa del contenido fecal. Recientes estudios han demostrado que es viable, sin perjuicio de la sensibilidad ni de la especificidad del test, realizar la prueba sin necesidad de la preparación habitual. Basta con administrar durante las cuarenta y ocho horas previas a la colonoscopia, una solución de contraste oral que permite marcar el contenido fecal y distinguirlo de las irregularidades propias de la mucosa. De esta forma, la colonoscopia virtual, puede ser el estudio de elección en pacientes que no toleren la preparación habitual, con estenosis infranqueables para el endoscopio óptico, etcétera.

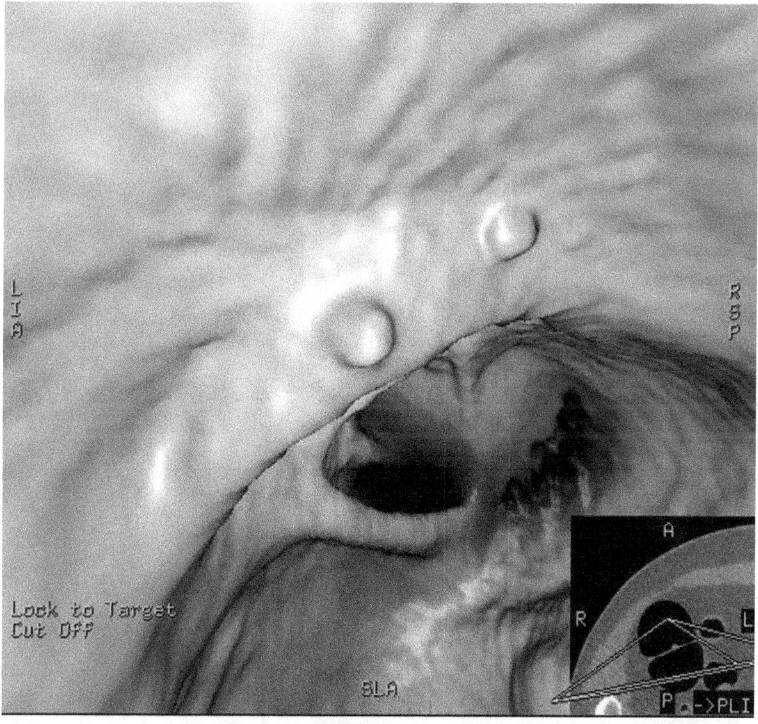

Figura 3.
Colonoscopia virtual: pólipo colónico.

3.1.3   Enema opaco

Este clásico estudio radiológico tuvo una importancia considerable en la era previa a la endoscopia y se le atribuyó mucha especificidad diagnóstica a la clásica imagen «en servilletero» o «bocado de manzana» puesta en el contexto clínico adecuado. Hoy en día, cabe la discusión en cuanto a su papel como método de *screening* poblacional, pero ante la sospecha de que un paciente pueda tener un carcinoma colorrectal no aporta una información relevante sobre las técnicas antes comentadas y, por tanto, no es una prueba que haya que solicitar de forma rutinaria.

3.2   Estadificación

Como se resume en la tabla 2, existen dos grandes clasificaciones para el estadio de las neoplasias del área colorrectal: el sistema TNM y la clasificación de Dukes (modificada por Astler-Coller); ambas son de uso cotidiano y válidas tanto para tumores de colon como de recto.[3] Sin embargo, cabe hacer una salvedad en cuanto a las pruebas comple-

Cáncer de colon y recto

– Radiografía de tórax
    Estudio de metástasis pulmonares
    De especial interés en tumores de recto

– TC abdominopélvico
    Poco útil para el estudio del tumor primario
    Especificidad para N: aproximadamente 60 % (mayor en recto)
    Sensibilidad para M: aproximadamente 85 %

Cáncer de recto

– RMN pélvica
    Gold standard para evaluar la fascia mesorrectal
    Especificidad para T: aproximadamente 80 %
    Especificidad para N: aproximadamente 65 %

– Ecoendoscopia
    Especificidad para T: aproximadamente 90 %
    Especificidad para N: aproximadamente 70 %
    La PAAF de las adenopatías perirrectales es controvertida

Tabla 1.
Estudio de extensión.

mentarias que hemos de utilizar para estadificar un tumor de colon o uno de recto, dadas las particularidades que presenta cada uno para la diseminación o el tratamiento.

A continuación comentaremos las pruebas de uso cotidiano en el manejo de las neoplasias del área colorrectal, sus características y utilidades principales. No obstante, en ocasiones el especialista correspondiente habrá de ayudarse de otros estudios más específicos como PET-TAC, octreo-scan, RMN cerebral, etcétera.

3.2.1   Pruebas complementarias comunes: colon y recto

- TAC abdominopélvico o ultrasonidos. Controversias: esta prueba de imagen nos ayuda a confirmar la existencia del tumor primario en aproximadamente un 50 % de los casos; por otra parte, evalúa la afectación ganglionar (con una sensibilidad del 45-73 %; todavía mayor en el caso del recto) y la existencia de metástasis a distancia (con una sensibilidad en este caso del 75-87 %).[4]

  Todos estos datos van a determinar el pronóstico y ayudan a planificar a medio o largo plazo el manejo terapéutico de la enfermedad, pero es habitual en la práctica diaria que no condicionen el procedimiento quirúrgico inicial. Es por ello

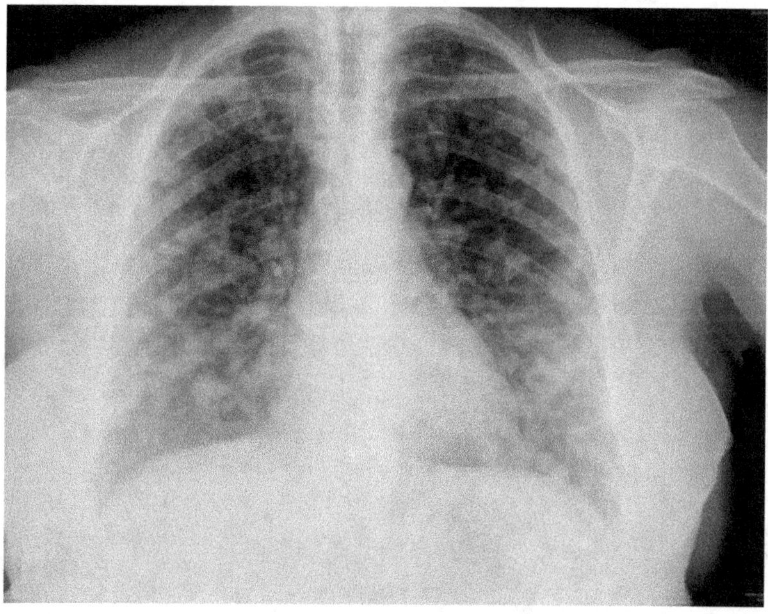

Figura 4.
Radiografía de tórax: metástasis pulmonares múltiples por cáncer de recto.

que la necesidad de realizar un TAC abdominopélvico preoperatorio a todos los pacientes diagnosticados de un cáncer de colon es cuestionable. Así, puede ser considerado un estudio perfectamente correcto la realización de una ecografía simple abdominal prequirúrgica, acompañándola posteriormente de una palpación hepática (con o sin ecografía) intraoperatoria realizada por un cirujano experimentado.

— Radiografía de tórax: las metástasis pulmonares son frecuentes en el caso del cáncer de colon y, tanto más, en el del recto, ya que si recordamos su anatomía básica, el drenaje venoso de su porción más distal se realiza directamente hacia la cava inferior sin un primer paso portohepático. Por tanto, la radiografía de tórax es una prueba de imagen obligada en todo paciente diagnosticado de estos procesos, para descartar enfermedad a distancia pulmonar.

3.2.2 *Pruebas complementarias a añadir en el caso del cáncer de recto*

Como se desarrollará en capítulos posteriores, en el cáncer de recto es decisivo identificar aquellos pacientes que se beneficiarían de un tratamiento quimiorradioterápico prequirúrgico; y para ello hay que aquilatar, minuciosamente, la extensión local y ganglionar de la tumoración.

— RMN pélvica: se considera el mejor método para definir la infiltración de la fascia mesorrectal y constituye, además, una muy buena técnica para determinar la extensión transmural del tumor (eficacia del 75-85 %). Es capaz de identificar

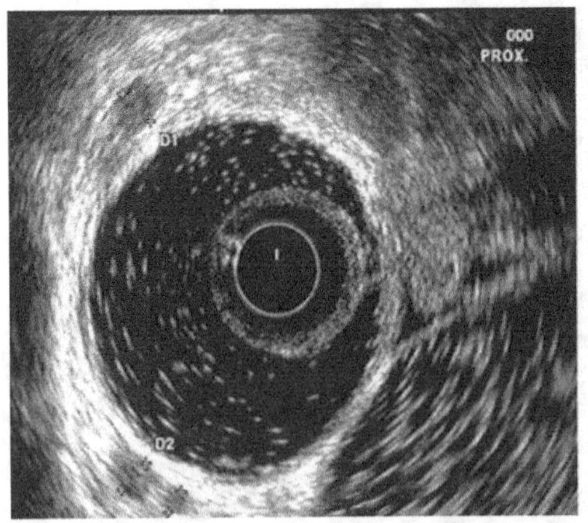
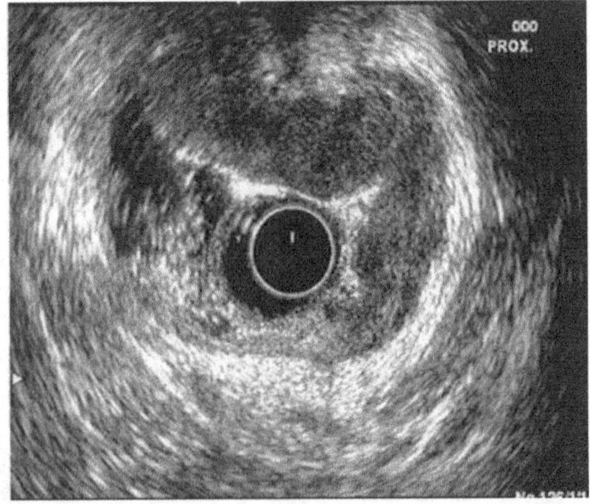

Figura 5.
Endoscopia rectal: cáncer de recto uT3 N2.

la diseminación ganglionar en un 60-65 % de los casos, es decir, con una exactitud mayor, o al menos similar, que la TC o la ecoendoscopia rectal.[5]

— Ecoendoscopia rectal: la ecografía transrectal, también llamada endorrectal, pone de manifiesto con gran exactitud la infiltración por parte del tumor primario de cada una de las capas del intestino grueso. Se consigue una exactitud diagnóstica de «la T» de hasta un 80-95 %.

En cuanto a la detección de adenopatías pélvicas patológicas, como estudio de imagen ha resultado tener una capacidad diagnóstica similar a la TC o RMN pélvicas. El papel de la PAAF guiada por ecoendoscopia de las adenopatías observadas no se encuentra bien definido y los resultados son variables según los estudios. En nuestra opinión, la PAAF no modifica de forma significativa el manejo de estos enfermos y debería reservarse para pacientes con tumores muy incipientes en los que se observan adenopatías de dudosa significación.

Estadio DUKES	Estadio TNM	T	N	M
	0	T is	N0	M0
A	I	T 1-2	N0	M0
B	II A	T 3	N0	M0
	II B	T 4	N0	M0
C	III A	T 1-2	N1	M0
	III B	T 3-4	N1	M0
	III C	Cualquier T	N2	M0
D	IV	Cualquier T	Cualquier N	M1

Tis: Carcinoma in situ
T1: Tumor invade la submucosa
T2: Tumor invade la muscular propia
T3: Tumor invade la subserosa sin alcanzar órganos vecinos
T4: Tumor invade órganos vecinos y/o perfora el peritoneo visceral
N0: No ganglios regionales afectos
N1: De uno a tres ganglios regionales afectos
N2: Más de tres ganglios regionales afectos
M0: No metástasis a distancia
M1: Metástasis a distancia presentes

Tabla 2.
Estadificación en cáncer colorrectal.

4 Detección precoz del carcinoma de colon y recto

En el cáncer de colon, como ocurre con el de mama, un tratamiento adecuado sobre un estadio inicial puede ser definitivamente curativo; de ahí la consistente justificación para realizar estudios al respecto y elaborar cuidadosamente planes de diagnóstico precoz.

Además, la gran mayoría de los tumores de colon y recto son, histológicamente, un adenocarcinoma que, previo a su transformación maligna, ha seguido la conocida secuencia adenoma-carcinoma. Es decir, desde una mucosa sana emerge un pólipo adenomatoso, el cual va creciendo en tamaño y adquiere un grado de displasia diferente hasta degenerar en un carcinoma *in situ.* Dicho proceso exige, aproximadamente, diez años de evolución; por ello, como ocurre en el cáncer de cérvix, por ejemplo, podemos detectar lesiones premalignas tratables, de manera que no sólo haríamos *screening* de cáncer de colon, sino también prevención real de esta patología.

La situación a nivel mundial del diagnóstico precoz del cáncer de colon es muy variada. En nuestro país no existe a día de hoy un plan homogéneo y consensuado puesto en práctica a nivel poblacional y, hasta ahora, todo ha dependido de la iniciativa propia de cada comunidad, área, médico o incluso cada paciente. Gracias al esfuerzo realizado por la Alianza para la Prevención de Cáncer de Colon en España existe ya un programa único de *screening* muy perfilado que se implantará en todo el territorio nacional a partir de 2010, sobre hombres y mujeres entre los cincuenta y sesenta y nueve años.

4.1 *Screening en población de riesgo medio*

Muchos y muy diversos factores pueden influir sobre la elección de la prueba (o pruebas) de diagnóstico para el *screening* o sobre la estrategia de combinación de las mismas, periodicidad de los estudios, etcétera. Así, habría que tener en cuenta el grado de evidencia sobre cada una, su sensibilidad y especificidad, la magnitud del efecto (reducción del riesgo de muerte, así como del coste total), el coste-efectividad del plan, la adherencia que causa en el ciudadano, etcétera.

El gran problema es que las opciones planteadas para el diagnóstico precoz del cáncer de colon y recto difieren sustancialmente entre sí en muchas de estas dimensiones y, por tanto, no existe un consenso absoluto sobre cómo han de conformarse los planes de prevención. A continuación mencionaremos algunas de las pruebas complementarias que se usan en el *screening* de esta neoplasia y sus principales características:

— Test de sangre oculta en heces (TSOH): es el método más conocido y empleado para el diagnóstico precoz del cáncer de colon. Como indica su nombre, trata de detectar hemoglobina oculta en las heces del paciente, que pudiera estar en relación con el microsangrado ocasionado por un tumor colónico. Actualmente, existen cuatro métodos diferentes amparados bajo este término, en función de la técnica empleada:[6]

- *Guaiac test:* es el método original e identifica la hemoglobina mediante una reacción de peroxidación poco específica. No ha resultado ser un buen test para la detección de pólipos (que habitualmente no sangran) y presenta una sensibilidad para carcinoma de aproximadamente un 13 %, por lo que, a día de hoy, está desaconsejado.
- *TSOH «sensible»:* es una modificación del Guaiac test con un reactivo que aporta una mayor sensibilidad a la prueba (50 %), aunque a cambio de una menor especificidad.
- *TSOH inmunohistoquímico:* añade al principio clásico de la detección de hemoglobina la tecnología de la IHC. De esta forma consigue una mayor especificidad, dado que sólo detecta la hemoglobina humana y mantiene una sensibilidad para carcinoma muy alta (81,9 %).
- *Test de ADN fecal:* analiza el ADN de las células de la mucosa colónica que pudieran haberse desprendido a las heces, identificando cambios génicos propios de displasia o neoplasia. Ha demostrado una sensibilidad de entre el 60-100 %, pero a cambio de un coste-efectividad inaceptable para un programa de *screening*.

– Enema opaco: es una prueba de imagen simple y, generalmente, bien tolerada por el paciente. El principal problema es que explora la parte del colon más distal y, además, sólo detecta la mitad de los adenomas mayores de un centímetro. No hay estudios que soporten su efectividad en *screening* de cáncer de colon.

– Colonoscopia: existe un sólido argumento biológico para señalar a la endoscopia como el mejor método de detección precoz del cáncer de colon, como ya comentábamos al inicio de este apartado y así lo confirma el Colegio Americano de Gastroenterología.[7] Y es que no sólo consigue visualizar la mayor parte de las lesiones, independientemente de su tamaño o localización, sino que, además, permite su completa resección, con lo que se previene el carcinoma colorrectal. Algunos estudios sugieren que un intervalo de diez años tras una primera colonoscopia negativa podría ser la periodicidad ideal para un programa de *screening*. Determinar la sensibilidad de esta prueba es algo controvertido, dado que el *gold standard* sería otra colonoscopia o una serie de colonoscopias realizadas por otros endoscopistas y existen pocos estudios al respecto por las obvias dificultades técnicas. En general, todos la sitúan en torno al 80-98 %.[8]

Por otra parte, hay que señalar que no existen estudios aleatorios en cuanto a la utilidad de esta prueba como método de *screening* en términos de coste-efectividad o reducción del riesgo de muerte. Además, no podemos dejar de lado que se trata de un estudio caro y que podría no ser muy bien aceptado por la población sana, teniendo en cuenta la preparación que requiere y los riesgos que conlleva.

– Otros: sigmoidoscopia, colonoscopia virtual, etcétera. En general, las últimas recomendaciones (2008) de la American Cancer Society señalan como posibles planes de *screening* y prevención en población mayor de cincuenta años de edad una colonoscopia cada diez años, colonoscopia virtual cada cinco años y sigmoidoscopia o enema opaco en cinco años. Y añaden el test de sangre oculta en heces de manera anual o cada tres años (si se combina con alguna prueba de imagen) en el caso de que sólo se quiera hacer *screening* de carcinoma.[9,10]

4.2   *Screening en población de alto riesgo*

Desde la óptica del médico generalista, lo importante es saber identificar a esta población para remitirla a las unidades de digestivo y/o consejo genético correspondientes que llevarán a cabo programas mucho más exhaustivos de seguimiento. Podría decirse, grosso modo, que la población de alto riesgo estaría constituida por:

– Pacientes ya diagnosticados de cáncer de colon o recto.
– Pacientes con una colonoscopia positiva previa.
– Pacientes diagnosticados de enfermedad inflamatoria intestinal.
– Familiares directos de pacientes diagnosticados de cáncer de colon y recto o pólipo adenomatoso, si la presentación sugiere algún tipo de agregación familiar (ver capítulo 2).

Bibliografía

1. Speights VO, Johnson MW, Stoltenberg PH *et al.* Colorectal cancer: Current trends in initial clinical manifestations. South Med J 1991; 84: 575.

2. Mulhall BP, Veerappan GR, Jackson JL. Meta-analysis: computed tomographic colonography. Ann Intern Med 2005; 142: 635.

3. JCC (American Joint Committee on Cancer) Cancer Staging Manual, 6th ed, Greene FL, Page DL, Fleming ID *et al.* (Eds), Springer-Verlag, New York 2002; 114.

4. Horton KM, Abrams RA, Fishman EK. Spiral CT of colon cancer: imaging features and role in management. Radiographics 2000; 20: 419.

5. Kwok H, Bissett IP, Hill GL. Preoperative staging of rectal cancer. Int J Colorectal Dis 2000; 15: 9.

6. Allison JE, Sakoda LC, Levin TR *et al.* Screening for colorectal neoplasms with new fecal occult blood tests: update on performance characteristics. J Natl Cancer Inst 2007; 99: 1462.

7. Rex DK, Johnson DA, Lieberman DA *et al.* Colorectal cancer prevention 2000: screening recommendations of the American College of Gastroenterology. American College of Gastroenterology. Am J Gastroenterol 2000; 95: 868.

8. Rockey DC, Paulson E, Niedzwiecki D *et al.* Analysis of air contrast barium enema, computed tomographic colonography, and colonoscopy: prospective comparison. Lancet 2005; 365: 305.

9. Levin B, Lieberman DA, McFarland B *et al.* Screening and surveillance for the early detection of colorectal cancer and adenomatous polyps, 2008: A joint guideline from the American Cancer Society, the US Multi-Society Task Force on Colorectal Cancer and the American College of Radiology. CA Cancer J Clin 2008; 58: 130.

10. Winawer S, Fletcher R, Rex D *et al.* Colorectal cancer screening and surveillance: Clinical guidelines and rationale-update based on new evidence. Gastroenterology 2003; 124: 544.

Capítulo 4

Tratamiento quirúrgico

M. Piñol Pascual, I. Camps Ausàs

Servicio de Cirugía General
Hospital Universitari Germans Trias i Pujol
Badalona (Barcelona)

Dirección para correspondencia
Hospital Universitari Germans Trias i Pujol
Dra. M. Piñol Pascual
19483mpp@comb.cat

1 Introducción

La cirugía sigue siendo la piedra angular en el tratamiento del cáncer de colon y recto, ya que la resección del tumor es la única opción curativa y, en ocasiones, la mejor opción paliativa.

La especialización de los cirujanos en cirugía colorrectal y pélvica contribuye a mejorar los resultados del tratamiento quirúrgico, especialmente en las neoplasias de recto. También han contribuido a mejorar los resultados de la cirugía los avances tecnológicos y los cambios de conducta en el tratamiento postoperatorio de estos pacientes.

2 Diferencias en el tratamiento quirúrgico de la neoplasia de colon y de recto

Los tumores de colon y recto tienen muchas características comunes, como son: la epidemiología, los factores etiológicos, la patogenia y la estirpe anatomopatológica.

Pero desde el punto de vista del tratamiento quirúrgico son totalmente diferentes. Esto se debe a la situación anatómica del recto en la pelvis y sus relaciones con los órganos vecinos, lo que conlleva una mayor dificultad técnica de la resección quirúrgica, así como a su continuidad con el mecanismo esfinteriano anal. Esta operación debe ser realizada por cirujanos especialmente dedicados, ya que se ha demostrado que los resultados son dependientes del profesional que la acomete (varían las complicaciones perioperatorias, la tasa de conservación esfinteriana, la recidiva local y la supervivencia).

También son diferentes por las connotaciones funcionales que conlleva la cirugía oncológica radical del recto, sobre todo en lo que concierne a la función defecatoria (con posibilidad de colostomía definitiva en las neoplasias de tercio inferior del recto o de ileostomía temporal en las anastomosis ultrabajas que han recibido quimiorradioterapia preoperatoria), función sexual (impotencia y eyaculación seca o retrógrada) y función urinaria.

Existen, asimismo, diferencias en la evolución natural de ambos tipos de neoplasias, siendo más frecuentes las recidivas en las de recto que en el resto del colon.

La valoración preoperatoria y el tratamiento adyuvante han cambiado el método para el tratamiento de los tumores de colon y de recto, por tanto, deben considerarse separadamente.

3   Cuáles son las indicaciones de la cirugía

La cirugía puede ser:

- Electiva: la que se hace de forma programada.
- Urgente: la que se hace para tratar alguna complicación.

Asimismo, la cirugía puede ser con intención:

- Curativa: es aquella en la que se reseca todo el tumor y su paquete linfovascular, eliminando toda la enfermedad macroscópica.
- Paliativa: aquella que se realiza para mejorar la calidad de vida y prevenir las complicaciones del tumor, pero no persigue la curación del paciente, ya que no se puede extirpar toda la enfermedad macroscópica. Puede consistir en la resección de la tumoración, o bien en realizar una derivación o una colostomía, si la neoplasia resulta irresecable (por ejemplo, por invasión vascular).

Las complicaciones que requieren cirugía urgente son:

- Oclusión intestinal.
- Perforación intestinal.

La mayoría de oclusiones se presentan en los tumores de colon izquierdo, especialmente en el sigma. Pero los tumores de colon derecho también pueden complicarse con un cuadro oclusivo.

La perforación intestinal puede ser del propio tumor o bien a distancia, por la distensión del colon (por ejemplo, en las neoplasias de colon izquierdo con perforación diastásica del ciego).

La cirugía urgente es de mayor complejidad técnica que la cirugía electiva, pues nos enfrentamos a un colon dilatado, lo que dificulta el manejo del mismo. En caso de perforación con peritonitis nos encontramos con inflamación y engrosamiento de los mesos, lo cual dificulta la disección.

Otro aspecto a considerar es el tratamiento quirúrgico de las metástasis (hepáticas y pulmonares), así como de las recidivas (locales o a distancia) que se realiza siempre de manera electiva.

4 Preparación para la intervención quirúrgica

La preparación preoperatoria del colon (lavado anterógrado con sustancias como polietilenglicol o soluciones de fosfato de sodio) se ha venido realizando con la intención de intervenir con un colon vacío de heces y, así, disminuir las complicaciones, siempre que no existieran contraindicaciones (oclusión o neoplasia muy estenosante).

Actualmente, esta tendencia ha cambiado, dado que no existe evidencia científica de su necesidad y se ha dejado de preparar el colon sistemáticamente, aunque se sigue realizando en las neoplasias de recto.[1]

Otro punto importante en la preparación es la administración de profilaxis antibiótica con el fin de disminuir las infecciones postoperatorias (la flora habitual del colon es mixta, con predominio de anaerobios y de enterobacterias gram negativas).

Existen diversos esquemas profilácticos que se adecuan a los protocolos y resistencias microbianas de cada centro.

Una dosis preoperatoria es suficiente, pero lo más importante es que los niveles de antibiótico sean óptimos en la herida cuando tiene lugar la posible contaminación. Esto se consigue administrándola, por regla general, durante la inducción anestésica. A veces es necesaria la administración de una segunda dosis si la intervención se prolonga más de tres horas.

Esta cirugía se acompaña de riesgo de trombosis venosa profunda y tromboembolismo pulmonar (dadas las características clínicas y debido a la posición de flexión y abducción de las extremidades inferiores en que éstas deben ser colocadas durante la intervención). La prevención se realiza mediante la administración de heparina subcutánea (convencional o de bajo peso molecular) desde el día previo a la cirugía y con el empleo de sistemas de compresión de las extremidades inferiores. Asimismo, se aconseja la deambulación temprana y continuar con estas medidas durante el postoperatorio.

Uno de los avances que ha contribuido a mejorar los resultados tras la cirugía del cáncer de colon y recto es la rehabilitación multimodal o *fast-track*. Se trata de un programa que pretende acelerar la recuperación, reduciendo la morbilidad y acortando las estancias hospitalarias. Consiste en una serie de actuaciones que implican a cirujanos, anestesiólogos y personal de enfermería.[2]

5 En qué consiste la cirugía del cáncer de colon

Como regla general, todo paciente con cáncer de colon es candidato a cirugía, excepto si la enfermedad está muy diseminada o presentan patologías asociadas que contraindiquen la intervención.

La cirugía curativa requiere un procedimiento radical que consiste en la resección tumoral con márgenes adecuados de colon sano, incluyendo la vascularización y las cadenas linfáticas que drenan la zona comprometida. Asimismo, si hay invasión de los órganos vecinos, debe hacerse una resección en bloque.

El siguiente paso es el restablecimiento del tránsito intestinal mediante una anastomosis.

La cirugía paliativa consiste en una resección limitada, una derivación *(by-pass)* o una ostomía.

Antes de proceder a la resección del tumor primario, debe explorarse completamente la cavidad abdominal para descartar nódulos o implantes metastásicos que no se hubieran detectado en las exploraciones realizadas.

Es importante realizar una técnica meticulosa para obtener los mejores resultados y disminuir las complicaciones. El pronóstico del paciente está en relación directa con la calidad de la resección del tumor y del cirujano que la realiza.[3]

La extensión de la resección depende de la localización de la tumoración. Las técnicas más habituales son:

- Hemicolectomía derecha: se practica en los casos de tumores localizados en el ciego, colon ascendente, ángulo hepático y colon transverso. Esta resección incluye los últimos 10 cm de íleon terminal. Se realiza la ligadura de los vasos ileocólicos, cólicos derechos y la rama derecha de la arteria y vena cólica media. La anastomosis puede ser mecánica o manual (véase la figura 1).

  En los tumores de la mitad izquierda del colon transverso y ángulo esplénico realizaremos lo que se denomina una hemicolectomía derecha ampliada (véase la figura 2), finalizando la resección como mínimo 5 cm distalmente al tumor.

- Hemicolectomía izquierda: para tumores de colon izquierdo y sigma. Se realiza una ligadura alta de la vena y arteria mesentérica inferior, con resección del mesocolon desde este punto. Puede ser necesaria la liberación del ángulo esplénico del colon para que no haya tensión en la sutura (véase la figura 3).

  Sin embargo, pueden realizarse sigmoidectomías en circunstancias específicas sin que se hayan evidenciado cambios en los resultados oncológicos.

  Si la cirugía tiene intención curativa y en los casos en que haya infiltración de las estructuras adyacentes, debe resecarse en bloque todo órgano que aparezca afectado (estómago, bazo, intestino delgado, uréter, vejiga, útero…) con el fin de preservar la radicalidad.

  La infiltración de órganos vecinos no siempre se acompaña de metástasis ganglionares y la aparente infiltración microscópica puede corresponder tan sólo a inflamación.

  La anastomosis suele ser mecánica y, tras realizarla, es necesario comprobar su estanqueidad.

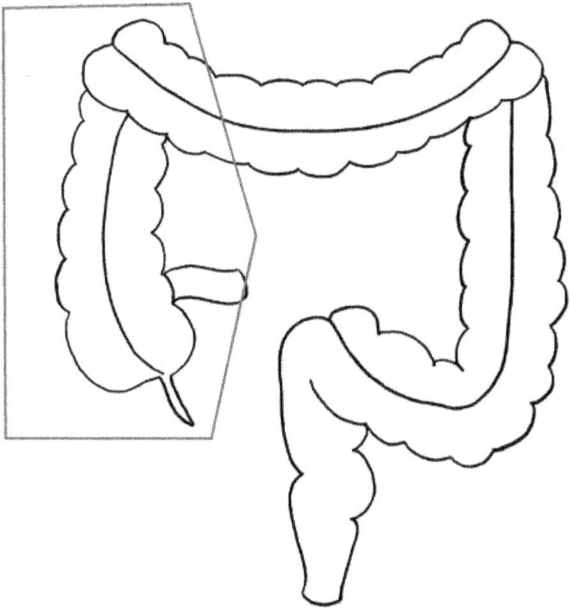

Figura 1.
Hemicolectomía derecha.

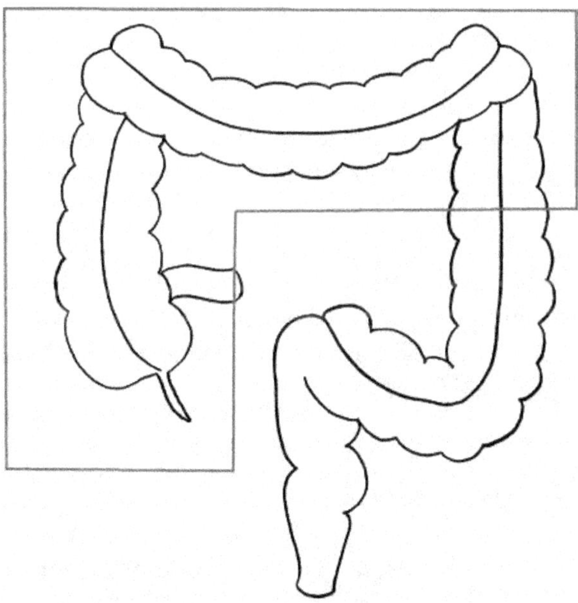

Figura 2.
Hemicolectomía derecha ampliada.

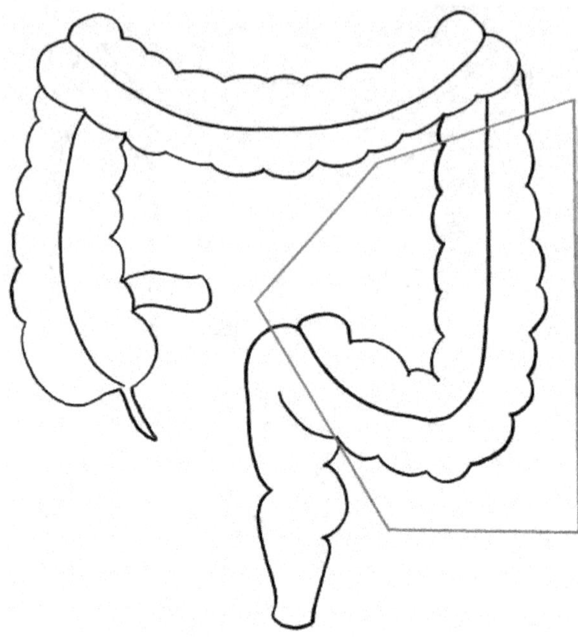

Figura 3.
Hemicolectomía izquierda.

5.1   Cirugía paliativa

Puede estar indicada en casos de metástasis hepáticas bilaterales no resecables, metástasis pulmonares múltiples, diseminación intraperitoneal o en neoplasias con invasión de estructuras vecinas no resecables.

Cuando la diseminación es sólo peritoneal o bien si existen metástasis tratables, puede realizarse una intervención radical, con extirpación del peritoneo afectado y quimioterapia hipertérmica intraoperatoria, técnica que realizan equipos especializados y en casos seleccionados. Por ello debe valorarse muy bien al paciente antes de decidir si sólo es tributario de cirugía paliativa.

5.2   Manejo de las neoplasias sincrónicas

En el caso de cáncer sincrónico, es decir, la existencia de más de una tumoración en el colon, se recomienda la colectomía total (véase la figura 4) y anastomosis ileorrectal. También pueden realizarse colectomías parciales (derecha o izquierda) si las dos tumoraciones están situadas en el mismo segmento del colon.

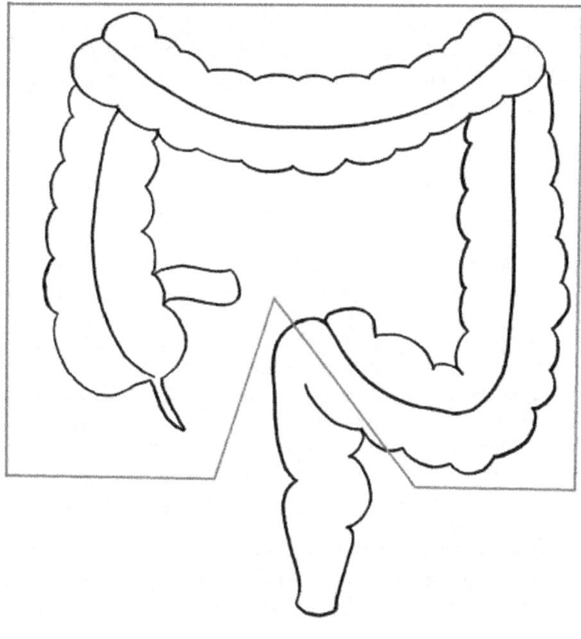

Figura 4.
Colectomía total.

Otra situación que puede requerir la realización de una colectomía total, es la coexistencia de una tumoración cólica y numerosos pólipos a lo largo de todo el colon (poliposis colónica).

5.3 Manejo del cáncer hereditario

En el caso del cáncer hereditario la técnica quirúrgica variará según su presentación. En la poliposis cólica familiar, se realizan fundamentalmente dos técnicas:

- Proctocolectomía restauradora (proctocolectomía con mucosectomía anal, realización de un reservorio intestinal y anastomosis del mismo al ano). Suele realizarse una ileostomía de protección que se cierra en un segundo acto quirúrgico.
- Colectomía total y anastomosis ileorrectal con seguimiento endoscópico del recto cada seis meses.

La realización de una u otra técnica dependerá del número de pólipos existentes en el recto y de las preferencias del paciente una vez se le ha informado exhaustivamente de las ventajas e inconvenientes de las mismas.

Si cuando se diagnostica la poliposis existe neoplasia y está situada en el tercio inferior del recto, será necesaria la coloproctectomía e ileostomía definitiva.

En el caso del cáncer hereditario no polipósico (síndrome de Linch), se recomienda la colectomía total y anastomosis ileorrectal.

5.4   Manejo de los pólipos malignos

Los pólipos pueden ser pediculados o sésiles. El nivel de invasión se determina según la clasificación de Haggit (4 grados) en los pediculados y Kudo (3 grados) en los sésiles.

Los pólipos pediculados de los niveles 1, 2 y 3 de Haggit pueden ser tratados endoscópicamente, pues el riesgo de metástasis ganglionares es inferior al 1 %; los de nivel 4 deben tratarse como los sésiles.

Los pólipos sésiles con carcinoma invasor de menos de 2 cm de diámetro pueden extirparse por colonoscopia con un margen libre de al menos 2 mm. Si hay factores de riesgo altos (invasión linfovascular o profunda) requieren cirugía oncológica para su correcto tratamiento.

En el caso de múltiples pólipos la actitud dependerá de su número y la posibilidad de realizar una resección endoscópica.

Si la resección endoscópica ha sido completa, el cáncer está bien diferenciado, no hay infiltración de los linfáticos submucosos y hay un margen libre de 1 mm, no es necesaria la cirugía. Si falta alguno de estos factores o el adenoma era plano, debe realizarse tratamiento quirúrgico.

Si por el contrario la situación no está tan clara (polipectomía dudosamente completa) debe consensuarse el tratamiento con el endoscopista y el patólogo, teniendo en cuenta, además, el estado general del paciente y su patología asociada.

Es fundamental que el endoscopista tatúe con tinta china la base de resección del pólipo sospechoso –o bien cuando se haya demostrado su malignidad– antes de realizar la operación quirúrgica, con el fin de localizarlo adecuadamente.[4]

5.5   Morbimortalidad

Hoy en día, se acepta una mortalidad perioperatoria del 2-3 % (abarca un periodo comprendido entre la cirugía y los treinta días postoperatorios). La morbilidad viene dada por las complicaciones infecciosas y generales (problemas cardíacos, respiratorios, etcétera). La infección de la herida varía entre el 2,5 y el 10 %. La dehiscencia de sutura no debe superar el 5 %, siendo la complicación más temida por su gravedad.

5.6   Cirugía en la oclusión intestinal

En el caso del colon izquierdo tenemos varias alternativas:

– Si el paciente está estable existe la posibilidad de colocar una prótesis endoluminal para solucionar el problema agudo y, posteriormente, realizar cirugía electiva. Las complicaciones varían del 5-10 % y consisten en perforación del colon, sangrado y migración de la prótesis.

– Otra opción sería la cirugía urgente con resección, lavado peroperatorio del colon y anastomosis primaria (está contraindicada en pacientes inestables o con patologías de base descompensadas); también puede procederse a una colectomía total y anastomosis ileorrectal.

– Puede realizarse, además, la resección del colon enfermo, sin anastomosis (intervención de Hartmann), método que comporta que el paciente sea portador de una colostomía durante un tiempo. Al cabo de unos meses puede procederse a una segunda intervención para reconstruir el tránsito intestinal. Existe el inconveniente de que muchos pacientes no podrán o no querrán ser reintervenidos, quedándose con una colostomía definitiva (pacientes añosos o con patología asociada grave).

  Hay que individualizar el tratamiento en función del estado clínico de cada paciente y la experiencia del cirujano.

En el caso del colon derecho se realizará una hemicolectomía derecha convencional y anastomosis ileocólica.

5.7   Cirugía de la perforación intestinal

La cirugía debe solucionar el problema de contaminación peritoneal y resecar el tumor colónico. Cuando la perforación es del propio tumor se realizará la colectomía correspondiente a la localización del tumor. Si la perforación es a distancia se deberá realizar una colectomía total (véase la figura 4).

La realización de la anastomosis dependerá del grado de contaminación peritoneal y de la comorbilidad del paciente. No es aconsejable realizar anastomosis en la peritonitis fecaloidea (contaminación peritoneal por heces).

En caso de peritonitis purulenta, si es un paciente estable sin comorbilidad, puede realizarse la anastomosis. Si por el contrario se trata un paciente con peritonitis fecaloidea, en estado de sepsis grave y con enfermedades asociadas, no debe sumarse un riesgo potencial como es la anastomosis y se realizará una intervención de Hartmann (resección colónica con cierre del muñón rectal y colostomía terminal) (véase la figu-

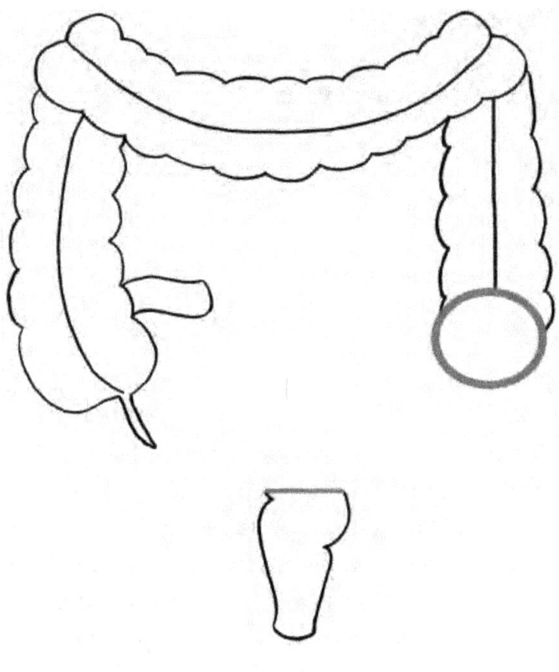

Figura 5.
Intervención de Hartmann.

ra 5). En un segundo tiempo, si el paciente tiene una buena evolución, puede volver a ser intervenido para restablecer la continuidad intestinal.

5.8 *Papel de la laparoscopia en la cirugía de las neoplasias de colon*

Los procedimientos colorrectales laparoscópicos se describieron por primera vez en 1991. Para su realización se requiere un alto grado de habilidad laparoscópica.

Esta vía de abordaje quirúrgico ha sido objeto de múltiples controversias, no sólo debido a las ventajas del abordaje que ya han sido demostradas (menor dolor postoperatorio, con movilidad y regreso a la actividad normal más temprana), sino al riesgo de que el tratamiento no fuera oncológicamente correcto. Uno de los problemas que fueron descritos en sus inicios fueron los implantes en los puertos de entrada. Esto ya ha sido superado y se han ido despejando las dudas en cuanto a la supervivencia a medio y largo plazo de los pacientes tratados con esta técnica.

La laparoscopia del cáncer de colon es un medio de abordaje tan seguro como la cirugía convencional, siempre que sea realizada por cirujanos debidamente entrenados en esta técnica y en grupos seleccionados de enfermos.[5]

6   En qué consiste la cirugía del cáncer de recto

El tratamiento quirúrgico de los tumores de recto es más complejo que el de los de colon por su situación anatómica en la pelvis, especialmente los de tercio inferior. El recto empieza a unos doce centímetros de la línea anopectinea y termina en la unión rectoanal.

El objetivo del tratamiento quirúrgico radical es la extirpación de la tumoración, con una incidencia mínima de recidivas locorregionales, obteniendo la máxima supervivencia y una aceptable calidad de vida. Es importante la preservación de los esfínteres en el mayor número posible de casos sin afectar a la radicalidad de la resección.

Un paso importante en esta cirugía lo dio R. J. Heald, cuando sistematizó le excisión total del mesorrecto (ETM), con lo que se ha conseguido una gran mejoría de los resultados oncológicos. Por ello es muy importante que la realicen cirujanos colorrectales especialmente capacitados.[6]

Una técnica quirúrgica meticulosa (introducida por Enker en 1991), con la preservación de los nervios autónomos con el fin de salvaguardar las funciones sexuales y urinarias, logrará el objetivo de calidad de vida deseable.

Las asociaciones de coloproctología han definido unos estándares de calidad en la cirugía de las neoplasias de recto, estableciendo los parámetros que deben evaluarse para considerar la calidad de la resección oncológica y su morbimortalidad.[7]

Ha sido importante en el tratamiento del cáncer de recto la creación de equipos multidisciplinarios (cirujanos, oncólogos, radioterapeutas y radiólogos), así como la creación de los comités de cáncer de recto, donde se evalúa el tratamiento individualizado para cada caso una vez conocida la extensión de la tumoración.

Para establecer dicha extensión, es preciso realizar:

- Ecografía endorrectal: nos permite valorar la infiltración de las capas de la pared rectal y la extensión a órganos vecinos (uT1-4), así como la afectación ganglionar (uN1-2).
- RMN pélvica: nos permite evaluar la tumoración y particularmente la invasión del mesorrecto.

Las dos pruebas se complementan y es imprescindible realizarlas antes de proceder al tratamiento.

6.1   Técnicas quirúrgicas en el cáncer de recto

6.1.1   Resección local

Se indica en tumores de tercio inferior de recto cuya alternativa terapéutica sería la amputación abdominoperineal con colostomía definitiva. También estaría indicada en los pacientes con alto riesgo quirúrgico.

Los tumores tributarios de esta técnica tienen que cumplir unas características:

– No sobrepasar la submucosa (pt1).
– No más de 3 cm de diámetro.
– Tumores bien diferenciados.
– Deben ocupar menos de un tercio de la circunferencia rectal.

Esto incluye tan sólo el 3-5 % de tumores rectales.

Se puede realizar resección local o bien microcirugía endoscópica transanal (TEM) que estaría más indicada en tumores localizados a mayor altura (en los dos tercios superiores del recto).

Al realizar esta cirugía es imprescindible efectuar un control estricto, y si el examen anatomopatológico de la pieza muestra márgenes invadidos, tumoración poco diferenciada, invasión linfática o vascular o adenopatías afectas debe procederse a la cirugía radical. La posibilidad de invasión de ganglios linfáticos es de 6-12 % en T1, 17-22 % en T2 y hasta 66 % en T3.

El seguimiento postoperatorio debe ser muy estricto. La recidiva local es de 5 % en T1, 18 % en T2 y 22 % en T3; por tanto, la exéresis local sólo se considera como tratamiento definitivo en los tumores T1.

6.1.2   Resección anterior

En esta intervención, procedemos a una resección oncológica del recto, con preservación de los esfínteres (véase la figura 6).

El margen distal de seguridad debe ser de al menos dos centímetros. Asimismo, debe practicarse una extirpación total del mesorrecto (donde se encuentra el tejido linfocelular circundante a la tumoración), excepto en los tumores de tercio superior en los que puede realizarse una resección parcial de hasta cinco centímetros por debajo del tumor. El margen radial es tan importante como el distal.

La anastomosis colorrectal se realiza con máquinas de sutura con la técnica de doble grapado.

En los tercios medio y distal se realiza lo que se denomina resección anterior ultrabaja, con excisión total del mesorrecto hasta el plano de los elevadores. Para mejorar los resultados funcionales se puede añadir un reservorio cólico en J o una coloplastia transversal antes de la anastomosis, evitando así el llamado «síndrome de la resección anterior», consistente en deposiciones muy frecuentes, con urgencia defecatoria, que acontece tras la pérdida total o parcial del reservorio que es el recto.

En la mayoría de casos de resecciones ultrabajas, se realiza una ileostomía lateral de protección, dado que muchos de ellos han recibido quimio y radioterapia preoperatoria y son anastomosis con un mayor riesgo de dehiscencias. Al cabo de unos dos meses

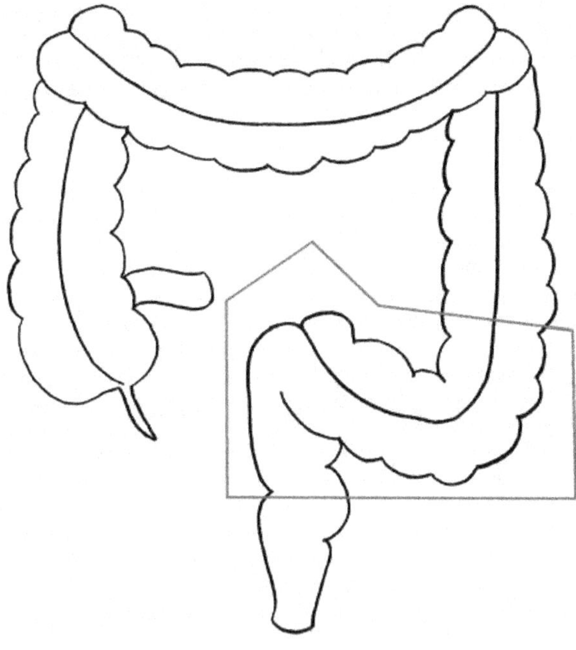

Figura 6.
Resección anterior de recto.

se puede proceder al cierre de la ileostomía, una vez comprobada la correcta cicatrización de la anastomosis (se realiza un enema opaco).

Si se halla infiltrado algún órgano vecino, es preciso realizar una resección extendida en bloque. Esto puede suponer la práctica de una histerectomía, cistectomía parcial e incluso una exenteración pélvica en casos seleccionados.

6.1.3 Amputación abdominoperineal

Está indicada en los tumores de tercio inferior situados entre 1 y 3 cm de la línea dentada o con infiltración de esfínteres. También se aconseja para pacientes que ya presentan incontinencia.

En algunas ocasiones debe realizarse si nos encontramos con dificultades técnicas extremas; como, por ejemplo, pelvis muy estrechas (especialmente en varones), obesidad o tumores de gran tamaño.

Esta técnica requiere un abordaje abdominal y perineal, comportando una colostomía terminal definitiva, habitualmente ubicada en fosa ilíaca izquierda.

La correcta ubicación del estoma condicionará la calidad de vida del paciente, de manera que es conveniente que éste sea valorado preoperatoriamente por la enfermera estomaterapeuta, que debe marcar el sitio ideal de la colostomía según las características anatómicas del paciente.

6.1.4 Cirugía laparoscópica en el cáncer de recto

La aplicación de la laparoscopia en la cirugía del cáncer de recto todavía resulta controvertida.

La técnica es mucho más compleja que la cirugía del cáncer de colon, con mayores tasas de conversión. Actualmente se recomienda su realización en el contexto de estudios auditados, ya que todavía no existe evidencia científica para considerarla igual o mejor que la cirugía abierta.

7 Cirugía de las metástasis

7.1 Resección de metástasis hepáticas

Las metástasis a distancia y en particular las hepáticas son la principal causa de muerte en pacientes tratados de cáncer de colon y recto. Dependiendo de la etapa de la neoplasia primaria pueden presentarse en el 20-70 % de los pacientes. Pueden detectarse al mismo tiempo que el tumor primario (metástasis sincrónicas) o varios meses o años después del tratamiento del tumor primario (metástasis metacrónicas).

La resección quirúrgica de estas metástasis es el único tratamiento capaz de aumentar la supervivencia en estos pacientes.

La decisión de proceder a la extirpación quirúrgica de las metástasis hepáticas se basa en el estado del paciente, la extensión de la enfermedad y la función hepática. Debe efectuarse con propósito curativo de no dejar enfermedad residual macroscópica.

En las metástasis sincrónicas puede realizarse la resección del tumor colónico y las metástasis en un mismo acto quirúrgico, o bien realizarse cirugía en dos tiempos: primero se reseca el tumor primario y, en segundo lugar, las metástasis hepáticas; o bien al revés, como se propugna actualmente.

Para la resección sincrónica es necesaria la colaboración de cirujanos expertos en cirugía hepática y cirujanos colorrectales, que decidirán la conveniencia de proceder a cirugía simultánea. Dependerá del número de metástasis, la situación clínica del paciente y si el tumor primario es de colon o recto.

Es imprescindible la práctica de una ecografía hepática intraoperatoria para evaluar el número de metástasis y su localización exacta.

Otras modalidades de tratamiento como la embolización de la vena porta, la quimioterapia perioperatoria, la destrucción local con crioterapia o la ablación con radiofrecuencia pueden ayudar a aumentar el número de pacientes aptos para una extirpación quirúrgica.

Las recurrencias que se limitan al hígado también pueden ser tributarias de extirpación quirúrgica.

7.2   Resección de metástasis pulmonares

Pueden presentarse en el 10-20 % de pacientes. Las indicaciones para su extirpación son similares a las de las metástasis hepáticas.

Es necesario que haya sido extirpada en su totalidad la neoplasia primaria y no exista recidiva local ni enfermedad extrapulmonar. Se considera aceptable la intervención quirúrgica cuando es posible la extirpación completa de todas las metástasis pulmonares.

En pacientes seleccionados, puede plantearse la extirpación combinada de metástasis pulmonares y hepáticas.

7.3   Cirugía de las recidivas

La recidiva local es más frecuente en el cáncer de recto que en el de colon.

Ante una recidiva es necesario un estudio de extensión exhaustivo que descarte metástasis a distancia y nos ayude a determinar la posibilidad de realizar una extirpación quirúrgica curativa.

Cuando la recidiva se localiza en la anastomosis, generalmente es posible su resección quirúrgica con restablecimiento de la continuidad digestiva o la práctica de una colostomía definitiva.

Cuando la recidiva engloba a órganos vecinos, aún es posible su resección en bloque, pudiendo ser necesaria incluso una exenteración pélvica y resección sacra.

BIBLIOGRAFÍA

1. Zmora O, Pikarsky AJ, Wexner SD. Bowel preparation for colorectal surgery. Dis colon and rectum 2001; 44: 1537-549.

2. Roig JV, Rodríguez-Carrillo R, García-Armengol J *et al.* Rehabilitación multimodal en cirugía colorrectal. Sobre la resistencia al cambio en cirugía y las demandas de la sociedad. Cir Esp 2007; 81 (6): 307-15.

3. Roig J, Solana A, Alos R. Tratamiento quirúrgico y resultados del cáncer de colon. Cir Esp 2003; 73 (1): 20-4.

4. Santhat Nivatvongs. Tratamiento quirúrgico, pólipos colorrectales malignos. Clínicas quirúrgicas de Norteamérica 2002: 927-33.

5. Lacy AM, García-Valdecasas JC, Delgado S *et al.* Laparoscopy-assisted colectomy *versus* open colectomy for treatment of non-metastasic colon cancer: a randomised trial. Lancet 2002; 359: 2224-229.

6. Mac Farlane JK, Ryall RD, Heald RJ. Mesorectal excision for rectal cancer. Lancet 1993; 341: 457-60.

7. Ortiz H. Estándares de calidad e instrumentación necesaria en la cirugía del cáncer de recto bajo. Cir Esp 2003; 74 (6): 321-24.

Capítulo 5

Tratamiento adyuvante y neoadyuvante

C. Guillén-Ponce, A. Carrato Mena

Servicio de Oncología Médica
Hospital Universitario Ramón y Cajal
Madrid

Dirección para correspondencia
Hospital Universitario Ramón y Cajal
Dr. A. Carrato Mena
acarrato@telefonica.net

1 Introducción

El cáncer de colon y recto es un problema importante de salud pública. Se diagnostican más de un millón de nuevos casos y, aproximadamente, ascienden a 500.000 las muertes anuales por esta causa en el mundo. En España, anualmente, se diagnostican más de 26.000 casos y origina más de 12.000 muertes.

Los tumores se clasifican en grupos de similar pronóstico según la clasificación TNM, basada en la extensión de la afectación por el tumor (T), sus ganglios regionales vecinos (N) y las metástasis o siembra tumoral a distancia (M). El 15 % de los pacientes con cáncer de colon y recto se diagnostica con estadios 0-I (el tumor invade la mucosa o la muscular sin sobrepasarla); el 20-30 %, con estadio II (el tumor sobrepasa la muscular o invade órganos vecinos al colon o al recto, pero no se observa afectación de los ganglios regionales); el 30-40 %, con estadio III, en el que sí hay afectación de los linfáticos regionales, y el 20-25 %, con estadio IV, en el que se evidencian metástasis a distancia. El pronóstico es peor cuanto mayor sea el estadio.

La cirugía completa del tumor sin enfermedad residual visible (resección R0) es importante en el tratamiento de los pacientes con cáncer de colon y recto con estadios precoces (I-III). Además de servir para estadificar correctamente, la extirpación de los ganglios linfáticos y más específicamente el número de ganglios linfáticos extirpados, se correlaciona de forma directa con la supervivencia del paciente.

El tratamiento adyuvante es el que se utiliza cuando el cáncer se ha extirpado por completo con la intervención quirúrgica. El objetivo del mismo es incrementar la supervivencia, disminuyendo la incidencia de recaídas, ya que éstas son ocasionadas por células cancerígenas no evidenciables en el momento del diagnóstico, debido a su carácter microscópico. La quimioterapia puede eliminar estas células e incrementar las posibilidades de curación; en especial, si se administra en los primeros sesenta días tras la cirugía.

No todos los pacientes necesitan quimioterapia tras la intervención quirúrgica. Los pacientes que tienen más probabilidades de recaer son los que tienen cáncer de colon estadio III (con afectación de ganglios linfáticos regionales) y un subgrupo de pacientes con estadio II denominados de alto riesgo.

El tratamiento complementario de los pacientes con cáncer de recto estadios II-III, que disminuye la tasa de recaídas y aumenta la supervivencia, incluye la administración preoperatoria de quimioterapia y radioterapia. Este tratamiento se denomina neoadyuvante porque se administra antes de la cirugía.

La configuración anatómica de la pelvis y la proximidad de sus órganos limitan la amplitud de resección en el margen circunferencial cuando se extirpa quirúrgicamente el cáncer de recto. Para reducir el riesgo de recurrencia local, se recomienda la cirugía con excisión completa del mesorrecto, que es el tejido que rodea al recto y contiene grasa, los vasos sanguíneos y los linfáticos que drenan dicha zona. El riesgo de recurrencia local se relaciona con la profundidad del tumor en la pared del recto y con la presencia o no de ganglios linfáticos afectados. Los pacientes con estadio III (ganglios linfáticos positivos) requieren tratamiento complementario. Los pacientes con cáncer de recto estadio II, especialmente T4N0, también son candidatos a recibir tratamiento neoadyuvante con quimiorradioterapia.

La investigación de nuevas estrategias (incluido el uso de fármacos de última generación) para erradicar las recurrencias tras la cirugía, así como la aplicación de nuevas técnicas de radioterapia, es una prioridad; así como la identificación de subgrupos de pacientes ya curados mediante la cirugía o con riesgo de recurrencia, los factores predictivos de respuesta a los tratamientos y el desarrollo de las firmas de genes específicos que participen en los procesos de aparición de metástasis o respuesta a fármacos.

2   Tratamiento adyuvante del cáncer de colon[1]

2.1   *Quimioterapia basada en 5-fluorouracilo (5-FU) y leucovorín (LV)*

Desde principios de la década de 1990, la quimioterapia adyuvante basada en 5-fluorouracilo (5-FU), un fármaco anticanceroso, y leucovorín (LV), ácido fólico, que aumenta los efectos del 5-FU, demostró incrementar la supervivencia en los pacientes con cáncer de colon estadio III. Ambos fármacos se administran por vía intravenosa, en inyección de corta duración o *bolus,* siguiendo uno de los dos esquemas establecidos:

- Tratamiento semanal durante seis de cada ocho semanas, por cuatro ciclos (ocho meses): esquema Roswell-Park.

– Dosis diarias durante cinco días, cada cuatro o cinco semanas, por un total de seis ciclos (seis a siete meses): esquema Clínica Mayo.

Ambos esquemas son efectivos, aunque los efectos secundarios pueden ser más severos (particularmente, en mujeres ancianas) cuando la quimioterapia se administra en ciclos de cinco días cada cuatro o cinco semanas. Los efectos secundarios más frecuentes de 5-FU en *bolus* y LV son: diarrea, inflamación o ulceración de las mucosas (mucositis) y disminución de los recuentos sanguíneos (glóbulos blancos, rojos y plaquetas). La alopecia completa es rara con la administración del 5-FU.

En pacientes con cáncer de colon y recto metastásico, los regímenes con 5-FU en infusión continua (frente a los de 5-FU en *bolus*) han demostrado tener mejor perfil de toxicidad y, al menos, una eficacia similar, por lo que ambas modalidades se han comparado en el tratamiento adyuvante. Los resultados de supervivencia global (SG) y supervivencia libre de enfermedad (SLE) fueron similares con ambas aproximaciones, y la toxicidad fue menor con el esquema de 5-FU en infusión continua.

Los regímenes de infusión breve de 5-FU y LV, como el esquema de De Gramont (con *bolus* de 5-FU, LV e infusión continua de 5-FU de veintidós horas, dos días consecutivos, cada dos semanas) son una alternativa. Este esquema demostró mejor perfil de toxicidad con similar eficacia comparado con el régimen de *bolus* tipo Clínica Mayo.

2.2   *Fluoropirimidinas orales*

Capecitabina (Xeloda®) es un fármaco oral que se convierte en 5-FU en el interior de la célula cancerosa. Se administra como tratamiento adyuvante dos veces al día (cada doce horas) durante catorce de cada veintiún días por seis meses. Este fármaco se absorbe intacto en el intestino y se convierte en 5-FU por varias reacciones enzimáticas secuenciales. El requisito enzimático final, la timidilato fosforilasa (TP), está presente en altas dosis en tumores comparados con el tejido normal, lo que hace que aumente la selectividad frente a las células tumorales y a la tolerabilidad (véase la tabla 1).

Esquema	Dosis	Tiempo infusión. Vía	Días	Periodicidad
Capecitabina	1.250 mg/m^2/12 h	Oral	1 a 14	Cada tres semanas

Tabla 1.
Capecitabina en monoterapia como tratamiento adyuvante del cáncer de colon.

El beneficio de capecitabina en comparación con LV y 5-FU en *bolus* (esquema Clínica Mayo) se demostró por el ensayo llamado X-ACT.[2] En este estudio, el tratamiento con capecitabina fue, al menos, tan efectivo como con 5-FU y LV y produjo menos efectos secundarios, con la excepción del síndrome mano-pie, una inflamación de las palmas de las manos y plantas de los pies, que fue más frecuente en los pacientes tratados con capecitabina. Este fármaco debe utilizarse con precaución en los ancianos y en cualquier persona que tenga disminuida la función renal.

Otra droga precursora oral del 5-FU es el utefos (UFT). Se trata de la combinación 1:4 de tegafur (un profármaco de 5-FU) con uracilo (un inhibidor de la dihidropirimidina deshidrogenasa [DPD], que degrada el 5-FU). Este compuesto se administra diariamente durante veintiocho días, cada treinta y cinco días, por un total de cinco sesiones. UFT está disponible en Europa y Asia, aunque no en Estados Unidos.

UFT combinado con LV se comparó con 5-FU/LV intravenoso en *bolus* (esquema Roswell-Park) en un estudio aleatorio fase III en pacientes con cáncer de colon estadios II y III. Los resultados mostraron equivalencia en la SLE a los cinco años y en la SG, con un perfil de toxicidad similar y mejor calidad de vida en los pacientes tratados con UFT/LV.

S-1 es una combinación oral de tegafur, gimeracil y oteracil potásico en una proporción 1: 0,4: 1. Uracilo y gimeracil evitan el catabolismo de 5-FU por la inhibición reversible de DPD; por su parte, oteracil potásico disminuye la toxicidad gastrointestinal de 5-FU. S-1 está aprobado en Corea y Japón, mientras que su desarrollo en los países occidentales ha sido insuficiente, hasta el momento. Existen diferencias en los perfiles de eficacia y toxicidad entre los pacientes asiáticos y occidentales, que podrían ser explicadas por su diferente constitución genética y la forma distinta que tienen de metabolizar los fármacos (polimorfismo).

En general, las fluoropirimidinas orales comparten los mismos efectos secundarios que 5-FU intravenoso (por ejemplo, diarrea); sin embargo, la probabilidad de náusea, pérdida parcial del pelo y mucositis es menor. El efecto secundario más común de la capecitabina es el síndrome mano-pie que, como veíamos anteriormente, consiste en dolor, enrojecimiento y descamación de la piel de las palmas de las manos y de las plantas de los pies.

2.3 *Combinaciones con oxaliplatino*

La opción más eficaz, por el momento, es añadir un tercer fármaco, el oxaliplatino, al 5-FU y LV. Las combinaciones que incluyen una fluoropirimidina más oxaliplatino son el estándar actual del tratamiento adyuvante del cáncer de colon, en base a los resultados de dos grandes ensayos clínicos, el *Multicenter international study of oxaliplatin/5-fluorouracil/leucovorin in the adjuvant treatment of colon cancer* (MOSAIC) y el *National surgical adjuvant breast and bowel project* (NSABP) C-07.

En el estudio MOSAIC,[3] se comparó un régimen de 5-FU en *bolus* e infusión continua con LV (esquema de De Gramont) con el mismo esquema asociado a oxaliplatino (FOLFOX4) en pacientes con cáncer de colon estadio III. Los pacientes que recibieron FOLFOX tuvieron un 7 % más de probabilidades de estar libres de recurrencia de la enfermedad a los cinco años que los que recibieron 5-FU/LV (66 % versus 59 %). El uso de FOLFOX se asoció con un incremento de la supervivencia en este grupo. Por el contrario, FOLFOX no incrementó la supervivencia en pacientes con estadio II.

Sin embargo, el uso de FOLFOX es más complicado que 5-FU/LV. En el régimen FOLFOX, LV y 5-FU se administran durante dos días consecutivos y se utiliza la infusión continua de 5-FU. Este régimen requiere el uso de un catéter venoso central (por ejemplo, un portacath) y el manejo en domicilio de una bomba pequeña portátil de quimioterapia. El tratamiento se repite cada dos semanas (véase la tabla 2).

Esquema	Dosis	Tiempo infusión. Vía	Días	Periodicidad
Oxaliplatino +	85 mg/m^2	2 h IV	1	–
Ác. folínico +	200 mg/m^2	2 h IV	1 y 2	Cada dos semanas
5-FU +	400 mg/m^2	Bolo IV	1 y 2	–
5-FU	600 mg/m^2	22 h inf. continua	1 y 2	–

Tabla 2.
FOLFOX-4 como tratamiento adyuvante del cáncer de colon.

El ensayo NSABP C-07 evaluó la adición de oxaliplatino al esquema Roswell-Park de 5-FU/LV en *bolus* (FLOX). La SLE a los cinco años fue significativamente mayor para FLOX (69,4 % *versus* 64,2 %). La toxicidad fue mayor y tuvieron que ser hospitalizados por diarrea más pacientes del grupo de FLOX[4] (5,5 % *versus* 3 %, $p = 0,01$) (véase la tabla 3).

Esquema	Dosis	Tiempo infusión. Vía	Días	Periodicidad
Oxaliplatino +	85 mg/m^2	2 h IV	1, 15, 29	–
Ác. folínico +	500 mg/m^2	2h IV	Semanal	Cada ocho semanas
5-FU	500 mg/m^2	Bolo IV	Semanal	–

Tabla 3.
FLOX como tratamiento adyuvante del cáncer de colon.

Capecitabina también se ha combinado con oxaliplatino (el régimen denominado XELOX o CAPOX). En un ensayo que comparó XELOX con 5-FU y LV intravenosos (esquema Clínica Mayo), los pacientes con XELOX tuvieron menos diarrea y alopecia, pero más neurotoxicidad, vómitos y síndrome mano-pie que los que recibieron 5-FU/LV. El riesgo de diarrea severa fue, significativamente, mayor en los pacientes con XELOX que tenían más de sesenta y cinco años de edad respecto a los más jóvenes. Los resultados de eficacia no se han publicado y todavía no se conoce si XELOX es tan efectivo como FOLFOX en los pacientes con cáncer de colon estadio III.

El principal efecto secundario de oxaliplatino es la neurotoxicidad, que es acumulativa y consiste en el daño de las terminaciones nerviosas periféricas de las manos y de los pies, causando parestesias y calambres. El riesgo de neurotoxicidad se incrementa con tratamientos prolongados y en pacientes con condiciones preexistentes que originen neuropatía (tales como diabetes o alcoholismo). Estudios recientes recomiendan la utilización de sales de calcio y de magnesio para prevenir la neurotoxicidad causada por el oxaliplatino.

Este fármaco también se ha asociado con una sensibilidad inusual al frío, que puede causar espasmos dolorosos de la garganta que están inducidos por la inhalación de aire frío o por la ingesta de bebidas a bajas temperaturas. Por ello, los pacientes en tratamiento con oxaliplatino no deberían tomar líquidos fríos varios días después de la infusión del medicamento y deben, también, evitar la inhalación de aire a dicha temperatura.

2.4   Combinaciones con irinotecán

Varios ensayos evaluaron la seguridad y eficacia de 5-FU más irinotecán en el tratamiento adyuvante del cáncer de colon. En base a sus resultados, no se recomienda la utilización de este fármaco.

En el ensayo del *Cancer and leukemia group B* (CALGB) C89803,[5] se comparó el esquema de 5-FU y LV, tipo Roswell-Park con irinotecán, 5-FU en *bolus* y LV (IFL). Este estudio se cerró prematuramente por el mayor número de muertes relacionadas con el tratamiento en el brazo de IFL y la ausencia de evidencia de beneficio del tratamiento con irinotecán.

El ensayo *Pan-European trials in adjuvant colon cancer* (PETACC)-3 fue aleatorio para más de 2.000 pacientes con cáncer de colon estadio III destinados a recibir dos regímenes de 5-FU en infusión continua, con o sin irinotecán. Con una mediana de seguimiento de treinta y dos meses, las diferencias en SLE no fueron significativas.

El estudio fase III francés, ACCORD II, tampoco demostró beneficio en la SLE de FOLFIRI en comparación con 5-FU/LV en *bolus* más infusión continua (esquema de De Gramont).

2.5　Cáncer de colon estadio II

El uso de quimioterapia adyuvante en los pacientes con cáncer de colon estadio II (sin afectación ganglionar regional) es controvertido. Los ensayos que se han realizado en esta población sugieren que el beneficio en la supervivencia con la quimioterapia es pequeño, aproximadamente del 2 al 5 %, a los cinco años. En el mejor de los casos, ésta podría incrementar la tasa de curación a los cinco años del 80 % con cirugía sola, al 83 % - 85 % con cirugía más quimioterapia.

Los individuos con cáncer de colon estadio II con un mayor riesgo de recidiva son los que tienen:

- Tumores T4 (que invaden órganos adyacentes).
- Tumores que obstruyen el intestino o perforados.
- Tumores con invasión de los vasos linfáticos, venosos o los nervios.
- Tumores con células pobremente diferenciadas que son los que no se parecen en nada al tejido del intestino grueso.
- Extirpación de menos de doce ganglios linfáticos durante la cirugía.
- Elevación en sangre, antes de la cirugía, del valor del antígeno carcinoembrionario (CEA), un marcador tumoral.

En un estudio del hospital Memorial Sloan Kettering Cancer Center, prestigioso centro monográfico de cáncer en Nueva York, con pacientes con cáncer de colon estadio II resecado sin quimioterapia postoperatoria, se evaluaron varios factores pronósticos.[6] El análisis multivariante sólo detectó tres factores pronósticos independientes: tumores T4, CEA preoperatorio > 5 ng/ml, así como la presencia de invasión perineural o linfovascular. Las tasas de supervivencia específica para los pacientes con 0,1 y 2 o más de estos factores pronósticos fueron del 95, 85, y 57 %, respectivamente.

En el ensayo MOSAIC, hubo una tendencia a mejorar la SLE con FOLFOX (82 *versus* 75 %) en los pacientes con estadio II de alto riesgo (T4 clínico, tumores pobremente diferenciados, perforación, obstrucción o < 10 ganglios en la pieza quirúrgica).

A pesar de que no hay datos suficientes para determinar cuál es el beneficio en la supervivencia con la quimioterapia en este grupo de pacientes, el *riesgo de diseminación del cáncer o recurrencia* es mayor que en los pacientes con estadio II de bajo riesgo (aunque no es tan alto como en los pacientes con estadio III o ganglios linfáticos positivos). La mayor probabilidad de recurrencia del tumor podría justificar los riesgos de la quimioterapia. Como resultado, el oncólogo deberá discutir, de manera individualizada, los beneficios y riesgos de la quimioterapia con los pacientes con cáncer de colon estadio II de alto riesgo.

Un programa de Internet llamado *Adjuvant Online* (www.adjuvantonline.com) proporciona ayuda a los profesionales para estimar el riesgo relativo de recaída del cáncer de colon y de los potenciales beneficios de la quimioterapia. La estimación se realiza en base a las características individuales del paciente (tales como su edad y su estado general), las del tumor y el tratamiento de quimioterapia propuesto.

Las opciones de quimioterapia en los pacientes con cáncer de colon de alto riesgo incluyen:

- 5-FU/LV intravenoso.
- Fluoropirimidinas orales tales como capecitabina o UFT.
- FOLFOX o XELOX.

Actualmente no se dispone de marcadores moleculares que identifiquen a los grupos de pacientes que se beneficiarán de la quimioterapia adyuvante. Se han estudiado varios y el único que predice por sí solo el beneficio de la quimioterapia adyuvante es la inestabilidad de microsatélites (IMS). Los microsatélites son porciones de material genético (ácido desoxirribonucleico o DNA) en los que una corta secuencia de nucleótidos se repite muchas veces. Se dice que hay inestabilidad (IMS) cuando hay una ganancia o pérdida de estas unidades repetidas, que acaban desestabilizando el material genético y ocasionan un defecto en la reparación del daño que pueda tener el DNA. Un 15 % de los cánceres de colon tienen este tipo de alteración y su pronóstico es mejor que los que no la tienen. Parece que los pacientes con IMS no se benefician con el tratamiento de 5-FU/LV, por lo que algunos estudios indican que, en pacientes con tumores con IMS, no se debería utilizar quimioterapia adyuvante basada en dicho fármaco.

La pérdida de una parte del cromosoma 18q, que contiene el gen DCC, responsable de inducir la muerte celular programada o apoptosis, sucede en la mitad de los cánceres de colon y recto. Se ha asociado a una menor SLE y menor supervivencia global en los pacientes con cáncer de colon estadios II y III.

El Eastern cooperative oncology group (ECOG) está realizando un ensayo en el que pacientes con cáncer de colon estadio II son asignados aleatoriamente para recibir quimioterapia, dependiendo de que el tumor sea considerado de alto riesgo de recurrencia por análisis molecular (IMS y pérdida de 18q). Hasta que se disponga de los resultados de este estudio, la decisión de utilizar quimioterapia en los pacientes con estadio II se basará en factores clínicos y no moleculares.

En la actualidad, se está estudiando la utilidad de determinadas firmas genéticas (por ejemplo, ColoPrint) para predecir la necesidad de quimioterapia adyuvante en pacientes con estadios precoces de cáncer de colon.

2.6 *Cáncer de colon en pacientes de mayor edad*

Los ensayos clínicos incluyen a pocos pacientes con más de sesenta y cinco años, particularmente muy pocos con edades superiores a los ochenta años. En general, los pacientes de mayor edad se pueden beneficiar de la quimioterapia adyuvante tanto como los jóvenes, aunque con mayor toxicidad. Se recomienda el empleo de quimioterapia adyuvante en las personas mayores con cáncer de colon estadio III y estadio II de alto riesgo, que tengan buen estado general y dos o menos enfermedades concomitantes. La valoración geriátrica integral puede ayudar a seleccionar a los pacientes candidatos a tratamiento.

Capecitabina en monoterapia es una alternativa a FOLFOX, que se debe utilizar con cuidado en pacientes con insuficiencia renal.

Los resultados del análisis efectuado sobre la base de datos ACCENT, publicados en junio de 2009, no reproducen el beneficio del tratamiento de combinación con fluoropirimidinas, en ancianos mayores de setenta años. En los casos en los que se observa beneficio, éste no es clínicamente mayor que el atribuido a 5-FU/LV intravenoso.

2.7 Nuevos agentes dirigidos frente a dianas biológicas

La introducción de anticuerpos monoclonales frente al factor de crecimiento del endotelio vascular (VEGF) –por ejemplo, bevacizumab– y el receptor del factor de crecimiento epidérmico (EGFR) –por ejemplo, cetuximab– ha mejorado la eficacia y ha incrementado el arsenal terapéutico para los pacientes con cáncer de colon metastásico. Actualmente se investiga su uso en el contexto adyuvante.

Los niveles de expresión génica de VEGF y del receptor 1 de VEGF (VEGFR1) pueden predecir el riesgo de recaída tumoral en los pacientes con cáncer de colon no metastásico. Sin embargo, los resultados del estudio NSABP C-08, presentados en mayo de 2009, en el Congreso Americano de Oncología Clínica, no demostraron beneficio en la supervivencia de los pacientes con cáncer de colon estadio III con la adición de bevacizumab a FOLFOX frente a FOLFOX solo.[7]

Todavía no disponemos de los resultados de otros estudios aleatorios comparando FOLFOX más o menos bevacizumab (AVANT) y FOLFOX con o sin cetuximab (PE-TACC-8 e INT N0147). La capecitabina con o sin bevacizumab se investiga en el ensayo *The quick and simple and realiable-2* (QUASAR2).

2.8 Otros tratamientos experimentales

2.8.1 Infusión venosa portal (PVI) e infusión intraarterial hepática (HIA)

El hígado es el lugar de recurrencia de la mayoría de los pacientes con cáncer de colon operado con intención curativa. HIA y PVI pretenden evitar las recurrencias hepáticas; sin embargo, ninguna de estas dos estrategias ha demostrado beneficio en la supervivencia, por lo que sólo se recomiendan en ensayos clínicos.

2.8.2 *Quimioterapia intraperitoneal*

La quimioterapia intraperitoneal consiste en la introducción de altas concentraciones de fármacos en la circulación portal sin necesidad de canalizar la porta. La quimioterapia actúa directamente sobre las superficies peritoneales e incrementa la citotoxicidad local.

No existen ensayos clínicos bien dimensionados que permitan conocer el verdadero papel de esta aproximación en el tratamiento adyuvante de los pacientes con cáncer de colon.

2.9 *Radioterapia adyuvante en el cáncer de colon*

Aunque el tratamiento con radioterapia se utiliza en el cáncer de recto, éste no está indicado en el cáncer de colon en estadios precoces. La radioterapia sólo puede ser útil en pacientes muy seleccionados de alto riesgo de recurrencia con un cáncer de colon con perforación de la pared que afecta a órganos vecinos o si los márgenes quirúrgicos son positivos. En estas situaciones especiales, el beneficio de la radioterapia consiste en reducir la probabilidad de recurrencia local, pero sin incrementar la supervivencia.

3   Tratamiento adyuvante del cáncer de recto

En los pacientes con cáncer de recto estadios II y III se recomienda un tratamiento interdisciplinar integrado con cirugía, quimioterapia y radioterapia.

Entre el 20 y el 50 % de los pacientes con cáncer de recto tratados exclusivamente con cirugía presentan una recaída. A nivel de la pelvis, la elevada tasa de recurrencias del cáncer de recto se debe a su localización anatómica, que hace difícil, en ocasiones, la resección del tumor con unos márgenes circunferenciales amplios. La combinación de una cirugía con excisión del mesorrecto, quimioterapia y radioterapia ayuda a reducir la tasa de recurrencias locales y sistémicas.

3.1 *Quimiorradioterapia postoperatoria (adyuvante)*

En pacientes con estadios precoces de cáncer rectal, la quimiorradioterapia postoperatoria proporciona un beneficio significativo en SG cuando se compara con la cirugía sola en los casos con afectación transmural, de toda la pared del recto o ganglionar.

El tratamiento postoperatorio se recomienda en los pacientes que se han operado de inicio. La radioterapia suele durar un periodo de cinco o seis semanas. Durante este tiempo, se administra 5-FU en infusión continua intravenosa. Cuando no se puede administrar 5-FU en infusión continua en combinación con la radioterapia, una alternativa es capecitabina vía oral empleada diariamente. Aunque este régimen puede ser más cómodo para el paciente, todavía no se ha demostrado que sea equivalente a 5-FU en infusión continua.

Posteriormente, se administra el tratamiento adyuvante de demostrada eficacia en el cáncer de colon: FOLFOX o capecitabina, durante cuatro meses.

El uso de quimioterapia y radioterapia tras la cirugía reduce el riesgo de fallecer por cáncer rectal en aproximadamente un 30 %. Este beneficio es relativamente grande y, como resultado, el uso de quimiorradioterapia adyuvante tras la cirugía es una aproximación estándar en los pacientes con tumores con afectación ganglionar (estadio III) o con extensión del tumor a través de toda la pared intestinal (estadio II).

3.2 Quimiorradioterapia preoperatoria (neoadyuvante)

El tratamiento neoadyuvante o de inducción con quimiorradioterapia se realiza antes de la cirugía. Esta aproximación se recomienda en tumores T3 o T4, porque se ha demostrado que:

- Reduce el riesgo de recurrencia local.
- Disminuye los efectos secundarios, sobre todo la inflamación del intestino delgado (enteritis), en comparación con la quimiorradioterapia postoperatoria.
- Es posible que, en algunos casos, pueda evitar la colostomía permanente.
- Incrementa significativamente la SG, como el tratamiento postoperatorio.

En otros casos, tratar con quimiorradioterapia antes de la cirugía tiene beneficios no demostrados y la decisión del tratamiento deberá individualizarse.

Varios ensayos han demostrado que añadir quimioterapia a la radioterapia preoperatoria aumenta la probabilidad de respuestas completas patológicas y mejora el control local, aunque el impacto sobre la preservación del esfínter y la SG sigue siendo incierto. Un reciente estudio fase III mostró la superioridad de la quimiorradioterapia preoperatoria sobre la radioterapia sola preoperatoria en pacientes con tumores localmente avanzados.[8] Hubo un incremento de la tasa de cirugías R0 (84 % *versus* 68 %), una mayor tasa de respuestas patológicas completas (16 % *versus* 7 %), y superior control local a los cinco años (82 % *versus* 67 %), SLE (63 %

versus 44 %) y SG específica del tumor (72 % *versus* 55 %). Aunque la toxicidad grado 3-4 (en especial, la gastrointestinal) fue significativamente mayor con la quimiorradioterapia preoperatoria (29 % *versus* 6 %), la toxicidad tardía no se incrementó.

En el estudio alemán fase III aleatorio (CAO/ARO/AIO) 94, se incluyeron 823 pacientes con cáncer de recto T3, T4 o ganglios positivos. Los resultados demostraron que la quimiorradioterapia neoadyuvante con 5-FU/LV mejoraba la tolerancia al tratamiento, descendía la toxicidad e incrementaba el control local en comparación con el tratamiento postoperatorio. Se realizó cirugía con preservación del esfínter en el 39 % frente al 19 % de la rama postoperatoria (p = 0,004). No hubo diferencias significativas en la supervivencia global a los cinco años en los dos grupos (76 % *versus* 74 %, *p* = 0,8).[9]

3.2.1 *Elección del régimen de quimioterapia preoperatoria*

3.2.1.1 Quimioterapia basada en 5-FU

En el contexto neoadyuvante, el tratamiento de elección es 5-FU combinado con radioterapia. Algunos estudios retrospectivos sugieren que 5-FU en infusión continua aumenta la probabilidad de respuestas completas patológicas en comparación con 5-FU en *bolus*.[10] Sin embargo, la preferencia actual por el 5-FU en infusión continua durante la radioterapia en algunas instituciones se basa en un ensayo del Intergroup US, que demostró superioridad de 5-FU en infusión comparado con el 5-FU en *bolus* durante la radioterapia en pacientes con cáncer de recto resecado (véase la tabla 4).

Esquema	Dosis	Tiempo infusión. Vía	Días	Periodicidad
5-Fluorouracilo	225 mg/m^2 cada día	Infusión continua IV	Todos, durante RT	Continuo

Tabla 4.
5-FU en infusión continua combinado con radioterapia.

La combinación de quimioterapia (5-FU) y radioterapia puede tener como posibles efectos secundarios: diarrea, irritación o inflamación intestinal con urgencia defecatoria, sangrado o molestias con la defecación e irritación de la piel alrededor del ano.

3.2.1.2 Fluoropirimidinas orales

La pregunta de si las fluoropirimidinas orales pueden sustituir a la infusión de 5-FU en el tratamiento neoadyuvante del cáncer de recto en combinación con radioterapia está sin responder. En un ensayo fase II, no comparativo, noventa y cinco pacientes con cáncer de recto T3/4 o N1 por ecoendoscopia recibieron capecitabina (825 mg/m^2/12 horas) concomitante con radioterapia (50 Gy), seguida por excisión mesorrectal total. Las toxicidades grado 3 durante el tratamiento fueron escasas (diarrea 3 %, neutropenia 1 %). La resección completa fue posible en noventa y dos de los noventa y cuatro casos operados y el 12 % tuvo respuesta patológica completa (una tasa similar a la esperable con 5-FU en infusión continua) (véase la tabla 5).

Esquema	Dosis	Tiempo infusión. Vía	Días	Periodicidad
Capecitabina	825 mg/m^2/12 h	Vía oral	Todos los días	Durante la radioterapia

Tabla 5.
Capecitabina combinada con radioterapia.

El ensayo NSABP R-04, actualmente en proceso, compara capecitabina frente a 5-FU en infusión continua en pacientes con cáncer de recto tratados con radioterapia neoadyuvante y sus conclusiones contestarán la pregunta de su equivalencia.

Otras fluoropirimidinas orales, como UFT, se están investigando en combinación con radioterapia para el tratamiento neoadyuvante de pacientes con cáncer de recto. Los resultados son prometedores en cuanto a tasa de respuestas patológicas completas y con una toxicidad aceptable.

3.2.1.3 La adición de oxaliplatino

Actualmente hay en marcha un estudio fase III que compara la quimiorradioterapia preoperatoria y quimioterapia postoperatoria con capecitabina y oxaliplatino *versus* capecitabina sola, en cáncer de recto localmente avanzado (PETACC-6). El estudio NSABP R-04 compara la radioterapia preoperatoria con capecitabina con o sin oxaliplatino *versus* radioterapia preoperatoria y 5-FU en infusión continua con o sin oxaliplatino. La tasa de recaída locorregional es el objetivo principal de este ensayo.

Otro estudio fase III alemán pretende evaluar la combinación de quimiorradioterapia preoperatoria y quimioterapia adyuvante con 5-FU más oxaliplatino *versus* 5-FU en pacientes con cáncer de recto localmente avanzado.

Recientemente se han comunicado los resultados de dos ensayos (Star-01 y Accord 12) de comparación del tratamiento preoperatorio con quimiorradioterapia estándar (5-FU o capecitabina) con o sin oxaliplatino. No se ha demostrado un incremento en la tasa de respuestas completas patológicas ni un aumento de las posibilidades de cirugía y sí una mayor toxicidad al añadir oxaliplatino.

3.2.2   *Quimioterapia adyuvante tras el tratamiento neoadyuvante*

Si se administra quimiorradioterapia neoadyuvante, el paciente deberá recibir quimioterapia durante cuatro a seis meses tras la cirugía, incluso aunque los ganglios sean negativos y el tumor no se extienda a toda la pared intestinal. Esto se debe a que la mayoría de los tumores y ganglios linfáticos se reducen con el tratamiento quimiorradioterápico, lo que hace imposible confirmar el estadio de la enfermedad tras la cirugía. Los posibles esquemas de quimioterapia tras la cirugía son:

- FOLFOX.
- Capecitabina oral.
- 5-FU *bolus* + LV + 5-FU en infusión continua (esquema de De Gramont).
- 5-FU/LV, intravenoso en *bolus* (esquemas Clínica Mayo o Roswell-Park).

BIBLIOGRAFÍA

1. Carrato A. Adjuvant treatment of colorrectal cancer. Gastrointest Cancer Res 2008; 2 (4 suppl): S42-6.

2. Twelves C, Wong A, Nowacki MP *et al.* Capecitabine as adjuvant treatment for stage III colon cancer. N Engl J Med 2005; 352: 2696.

3. Andre T, Boni C, Mounedji-Boudiaf L *et al.* Oxaliplatin, fluorouracil and leucovorin as adjuvant treatment for colon cancer. N Engl J Med 2004; 350: 2343.

4. Kuebler JP, Wieand HS, O'Connell MJ *et al.* Oxaliplatin combined with weekly *bolus* fluorouracil and leucovorin as surgically adjuvant chemotherapy for stage II and III colon cancer: results from NSABP C-07. J Clin Oncol 2007; 25 (16): 2198-204.

5. Saltz LB, Niedzwiecki D, Hollis D *et al.* Irinotecan fluorouracil plus leucovorin is not superior to fluorouracil plus leucovorin alone as adjuvant treatment for stage III colon cancer: results of CALGB 89803. J Clin Oncol 2007; 25: 3456.

6. Quah HM, Chou JF, Gonen M *et al.* Identification of patients with high-risk stage II colon cancer for adjuvant therapy. Dis Colon rectum 2008; 51: 503.

7. Wolmark N, Yothers G, O'Connell MJ *et al.* A phase III trial comparing mFOLFOX6 to mFOLFOX6 plus bevacizumab in stage II or III carcinoma of the colon: Results of NSABP Protocol C-08. J Clin Oncol 2009; 27: 15s (suppl; abstr LBA4).

8. Braendengen M, Tveit KM, Berglund A *et al.* Randomized phase III study comparing preoperative radiotherapy with chemoradiotherapy in nonresectable rectal cancer. J Clin Oncol 2008; 26: 3687.

9. Sauer R, Becker H, Hohenberger W *et al.* Preoperative *versus* postoperative chemoradiotherapy for rectal cancer. N Engl J Med 2004; 351: 1731.

10. Mohiuddin M, Regine WF, John WJ *et al.* Preoperative chemoradiation in fixed distal rectal cancer: dose time factors for pathological complete response. Int J Radiat Oncol Biol Phys 2000; 46: 883.

Capítulo 6

La radioterapia en el cáncer de recto

M. Caro Gallarín

Servicio de Oncología Radioterápica
Hospital Universitari Germans Trias i Pujol
Institut Català d'Oncologia
Badalona (Barcelona)

Dirección para correspondencia
Hospital Universitari Germans Trias i Pujol
Dra. M. Caro Gallarín
mcaro@iconcologia.net

1 Introducción

La radioterapia (RDT) es un tratamiento con radiaciones ionizantes que se administra de forma local o locorregional, preoperatoria, complementaria a la cirugía o con intención paliativa. En ocasiones, la RDT es el tratamiento exclusivo de la enfermedad oncológica. La RDT se puede administrar asociada a tratamiento sistémico con quimioterapia.

Existen diferentes tipos de RDT:

- RDT externa: es el tipo más frecuentemente utilizado. Las radiaciones ionizantes provienen de un acelerador lineal y van dirigidas a la zona que el médico ha prescrito.
- Braquiterapia (BQT): consiste en la colocación de fuentes radiactivas encapsuladas dentro o en la proximidad de un tumor. Las fuentes encapsuladas contienen isótopos radiactivos y se colocan en quirófano bajo anestesia local o general.

Dado que la RDT externa es el tipo de radiación que se administra con más frecuencia en el cáncer de recto, será el tipo al que hagamos referencia durante este capítulo.

Las definiciones de cáncer de recto pueden variar en función de las fuentes consultadas, pero en general se acepta como aquel tumor situado por encima de la línea pectínea (límite superior del canal anal) y hasta 12 cm por encima de ésta, medido por sigmoidoscopia rígida. Este concepto es importante para el oncólogo radioterapeuta, pues la indicación de RDT se limita a las neoplasias rectales, dentro del grupo de cáncer de colon y recto. Por lo tanto, en los tumores más distales, como los de colon sigmoide y del resto del colon, la estrategia terapéutica es diferente y no suele incluir la RDT como parte del tratamiento radical. El motivo principal de la indicación de la RDT en el cáncer de recto es la alta incidencia de recaídas locales de este tipo de tumores.

La decisión final del abordaje terapéutico de un cáncer de recto debe ser tomada por un equipo multidisciplinar, donde estén incluidos diferentes especialistas como radiólogos, digestólogos, anatomopatólogos, cirujanos, oncólogos médicos y oncólogos radioterapeutas.

2   Indicaciones de la RDT en el cáncer de recto

El tratamiento estándar del cáncer de recto en estadios iniciales es la cirugía (ver capítulo correspondiente), aunque existen trabajos que hacen referencia a la BQT como técnica adecuada en tumores localizados de buen pronóstico.[1]

En el caso de tumores localmente avanzados (T3 o T4 y/o con ganglios positivos), el tratamiento quirúrgico se debe complementar con quimioterapia (QT) y RDT, dado que a pesar de que la cirugía haya sido correcta existe un riesgo de recaída local superior al 15 %. La recaída local del cáncer de recto está directamente relacionada con la profundidad de la penetración del tumor a través de la pared intestinal y con el número de ganglios metastatizados. Además, un margen radial positivo es un factor pronóstico independiente para la recidiva local del tumor. Esto ha hecho que en las últimas décadas el abordaje del cáncer de recto haya cambiado de forma importante, introduciendo la radioterapia como parte del manejo de la enfermedad con el objetivo de aumentar el control local del tumor.

La QT y la RDT se realizarán, siempre que sea posible, de forma concomitante y es posible realizarlas antes o después de la intervención quirúrgica (IQ). Éste es un tratamiento ampliamente aceptado por haber demostrado disminución significativa de la tasa de recaídas locales.

La RDT exclusiva no asociada a QT ha demostrado por sí sola disminuir la tasa de recidiva local de la enfermedad en más de quince estudios aleatorizados,[2] incluso desde la introducción de la técnica quirúrgica óptima que es la excisión total del mesorrecto. En un estudio sueco con más de quinientos pacientes incluidos, publicado en *New England Journal of Medicine*, se observó además una mejoría significativa en términos de supervivencia[3] con RDT exclusiva preoperatoria.

La adición de QT al tratamiento radioterápico permite una mayor sensibilización de los tejidos irradiados, al tiempo que facilita el control sistémico de la enfermedad. La RDT, administrada conjuntamente con la QT, de forma complementaria a la IQ, demostró que mejoraba los resultados de la cirugía sola en términos de supervivencia global.[4] Posteriormente se publicó que la QT-RDT preoperatoria disminuía la tasa de recidivas locales, aumentaba la preservación de esfínteres y tenía menos efectos secundarios que la QT-RDT postoperatoria.[5] En un estudio aleatorio publicado por Bosset se observó que la QT-RDT concomitante preoperatoria conseguía reducir el estadio del tumor (tanto el T como el N), aumentando las respuestas completas patológicas.[6]

La principal ventaja de realizar un tratamiento con QT-RDT complementaria a la cirugía es la selección adecuada de los pacientes, con un diagnóstico anatomopatológico confirmado y un estadio cierto de la enfermedad. Sin embargo, la hipoxia de lecho quirúrgico que debe recibir la irradiación y la ocupación de la cavidad pélvica por intestino delgado hacen que la toxicidad al tratamiento administrado después de la cirugía sea potencialmente mayor.

El tratamiento con QT-RDT preoperatoria permite una definición de volúmenes más acertada, dado que el tumor es visible durante la planificación y pretende disminuir el estadio tumoral *(dowstaging)*, facilitando la cirugía radical y aumentando el número de respuestas patológicas.

Por los motivos anteriormente citados, el esquema de tratamiento con quimiorradioterapia preoperatoria es el más aceptado en el momento actual y debería ser considerado en todos aquellos pacientes con tumores localmente avanzados resecables. La dosis de RDT publicada en diferentes ensayos clínicos oscila entre 45 Gy y 50,4 Gy, con fraccionamiento estándar (es decir 1,8 Gy/sesión).

Asimismo, y para pacientes seleccionados en los que la neoadyuvancia convencional con QT no se considere indicada, se puede valorar de forma multidisciplinar la indicación de un tratamiento con RDT hipofraccionada según el esquema sueco, que consistiría en la administración de 25 Gy en cinco fracciones de 5 Gy cada una. En este caso, la cirugía se practicaría en la semana siguiente a la finalización de la RDT; aunque, recientemente, se ha publicado un estudio retrospectivo donde el retraso de la cirugía hasta seis u ocho semanas después no empeora el pronóstico e incluso puede permitir una regresión del tumor mayor que con una cirugía inmediata con este fraccionamiento.[7]

Una situación diferente se presenta cuando el cáncer de recto recidiva después del tratamiento inicial. En ocasiones, y si solo se ha realizado cirugía (estadios locales), se puede proponer un esquema de tratamiento similar al cáncer de recto de nuevo diagnóstico (cirugía seguida de radioterapia y quimioterapia, radioquimioterapia preoperatoria seguida de reintervención…). Por el contrario, si el cáncer de recto recidiva después de haber administrado RDT pre o postoperatoria el abordaje es mucho más complicado y el pronóstico muy desfavorable. En estos casos, y de forma muy seleccionada, se podría valorar la reirradiación (administración de radioterapia sobre un volumen irradiado previamente), siempre que el beneficio estimado sea superior al riesgo de toxicidad crónica, sobre todo por afectación del intestino delgado.

Cuando el cáncer de recto se diagnostica en fase avanzada (con metástasis viscerales) el abordaje multidisciplinar cobra una importancia destacable. En primer lugar, puede tratarse de una situación en la que tanto el tumor primario como las metástasis puedan ser resecadas. En este caso la RDT sigue jugando un papel en el control local de la enfermedad y debe formar parte del tratamiento con intención curativa. El esquema de RDT en este caso sería el mismo que el que se utiliza en pacientes sin metástasis, ya que si éstas serán posteriormente operadas, el objetivo de la RDT debe ser (de la misma manera que en un tumor localizado) disminuir el riesgo de recidivas locales.

Pero, en ocasiones, la presencia de múltiples metástasis (hepáticas, pulmonares, óseas…) hace que desde un principio se proponga un enfoque paliativo. Aquí, la RDT debe administrarse únicamente si el paciente presenta síntomas derivados del tumor primario (rectorragias, dolor rectal, tenesmo…) o bien clínica secundaria a la metástasis (por ejemplo, dolor óseo por infiltración). Tanto el diseño del tratamiento como la dosis de RDT son diferentes si se hace con intención paliativa, puesto que en estos casos el objetivo del tratamiento es mejorar la calidad de vida del paciente, controlando los síntomas sin pretender dosis curativas que comportarían un aumento de la toxicidad. A pesar de que se deben evaluar los casos de forma personalizada y de que no existe un esquema de RDT comparativamente mejor que otro, se recomiendan dosis que oscilan desde una única fracción de 8 Gy para dolor óseo secundario a metástasis, hasta 30 Gy en diez fracciones con finalidad hemostática en caso de neoplasias rectales sangrantes.

3   Fases del tratamiento con RDT

Previo al inicio de cualquier tratamiento con RDT es necesario realizar una preparación que permita al oncólogo radioterapeuta decidir, entre otras cosas, la posición del paciente durante cada una de las sesiones, así como la realización de las exploraciones complementarias que permitan definir la zona a tratar. Después de realizar una historia clínica completa, exploración física y tras comprobar las exploraciones complementarias que aporte el paciente, se procede a la preparación del tratamiento con RDT.

La primera fase se denomina planificación del tratamiento (simulación). Actualmente la planificación se realiza mediante una tomografía computerizada (TC). Después de la adquisición cada 5 mm de imágenes axiales de la zona anatómica a tratar, se tatúa en la piel un punto central y dos puntos laterales alineados entre sí, que nos servirán de referencia para la colocación del paciente durante el tratamiento y a partir de los cuales se realizarán los desplazamientos en los tres ejes del espacio, si fuera necesario.

Durante esta fase se decide la posición y el método de inmovilización del paciente que se mantendrá durante todo el tratamiento. En general, para el tratamiento de las neoplasias rectales, está recomendado que el paciente se coloque en decúbito prono, sobre un cajón *(bellyboard)* con una apertura central donde, al colocar el abdomen del paciente, el intestino delgado se ve desplazado del campo de irradiación, evitando una dosis excesiva a este nivel.

Con las imágenes de la TC digitalizadas en un ordenador, el médico delimita el volumen tumoral macroscópico, las áreas ganglionares de riesgo y los órganos críticos que rodean a la enfermedad. En definitiva, se decide el lugar anatómico donde se tiene que administrar una dosis determinada de radiación y también se limita la dosis que deben recibir los tejidos sanos que están cerca del tumor. En los últimos años, la RDT se planifica de forma tridimensional (RDT 3D) con la ayuda de la TC (véase la figura 1) y también con la incorporación de otras técnicas de imagen como la resonancia magnética (RM) y la tomografía por emisión de positrones (PET), con las que se obtiene una delimitación más exacta del tumor.

Un radiofísico hospitalario y un técnico de radioterapia diseñan la forma geométrica de los campos de tratamiento, la energía de los haces de fotones y calculan la dosis que recibe el tumor y los órganos críticos, ajustándose a la prescripción médica. Este proceso se llama dosimetría clínica. La integración de los cortes obtenidos por la TC da como resultado una imagen 2D que es una radiografía digitalizada (DDR) (véanse las figuras 2 y 3). Esta DDR se utilizará para confirmar la idoneidad del área anatómica a tratar y para comprobar de forma semanal la calidad del tratamiento aplicado.

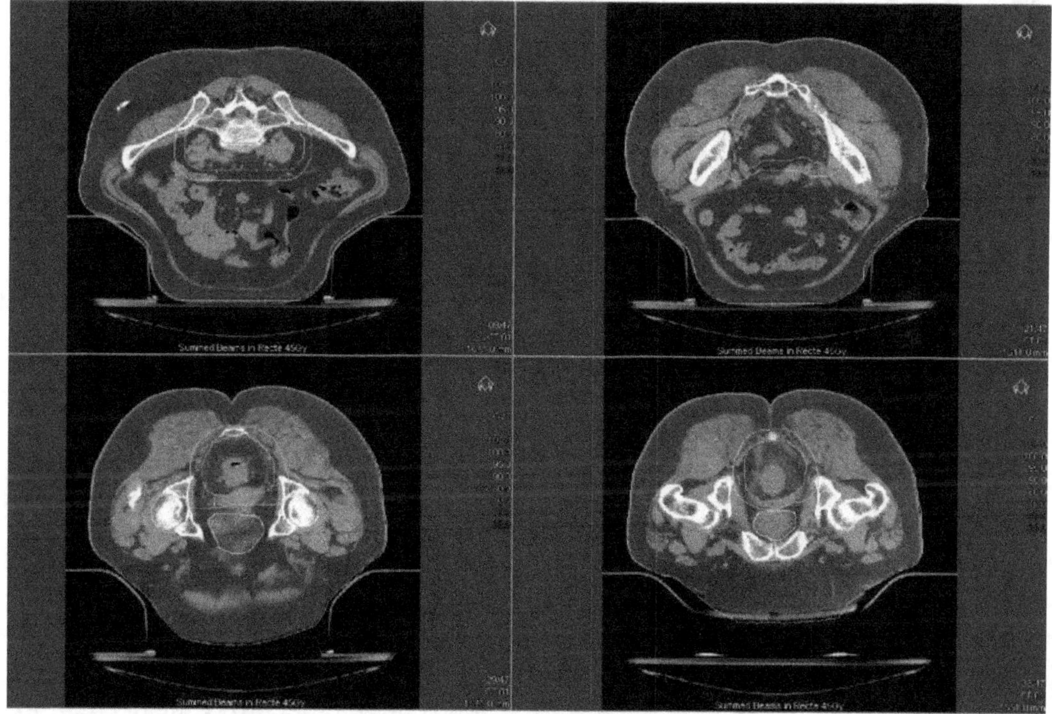

Figura 1.
Cortes axiales de TC en los que el oncólogo radioterapeuta contornea el CTV (tumor, ganglios regionales y área anatómica de riesgo de enfermedad microscópica) (línea roja).
El PTV (línea azul) se obtiene añadiendo al CTV un margen de seguridad.

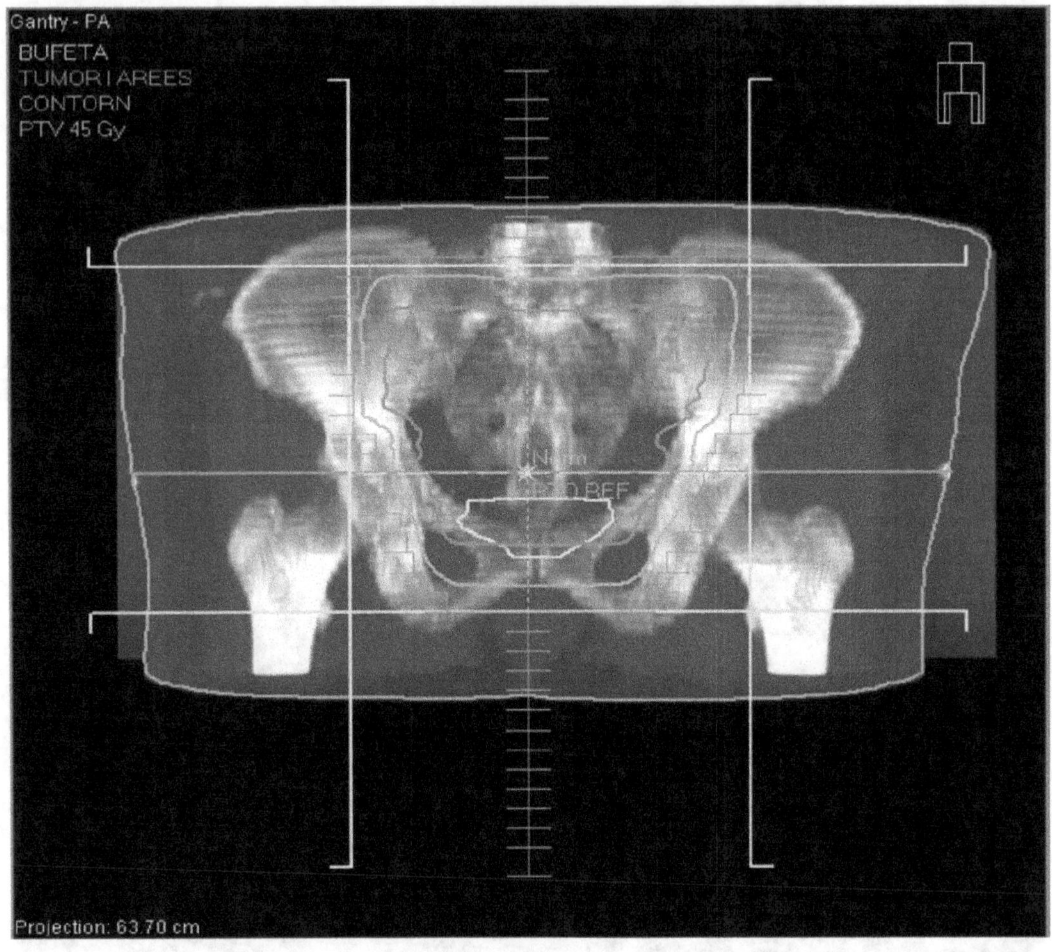

Figura 2.
Reconstrucción digital (DDR) en proyección posteroanterior (PA) de los cortes axiales de un tumor
de recto planificado por TC. El CTV (tumor, ganglios regionales y área anatómica de riesgo
de enfermedad microscópica) corresponde a la línea roja. El PTV (línea azul)
se obtiene añadiendo al CTV un margen de seguridad.

Una vez preparado y aceptado el tratamiento, se avisa al paciente para su inicio. Se colocará diariamente en la posición en la que se realizó la TC y se comprobará, mediante una radiografía digitalizada, que los campos de tratamiento coinciden con los planificados en la fase de dosimetría clínica. Si son correctos, se puede iniciar el tratamiento con RDT, que consistirá en varias sesiones de corta duración que se realizarán diariamente de lunes a viernes. Los técnicos de radioterapia efectuarán una radiografía semanal, que ha de coincidir con la DRR de la planificación inicial.

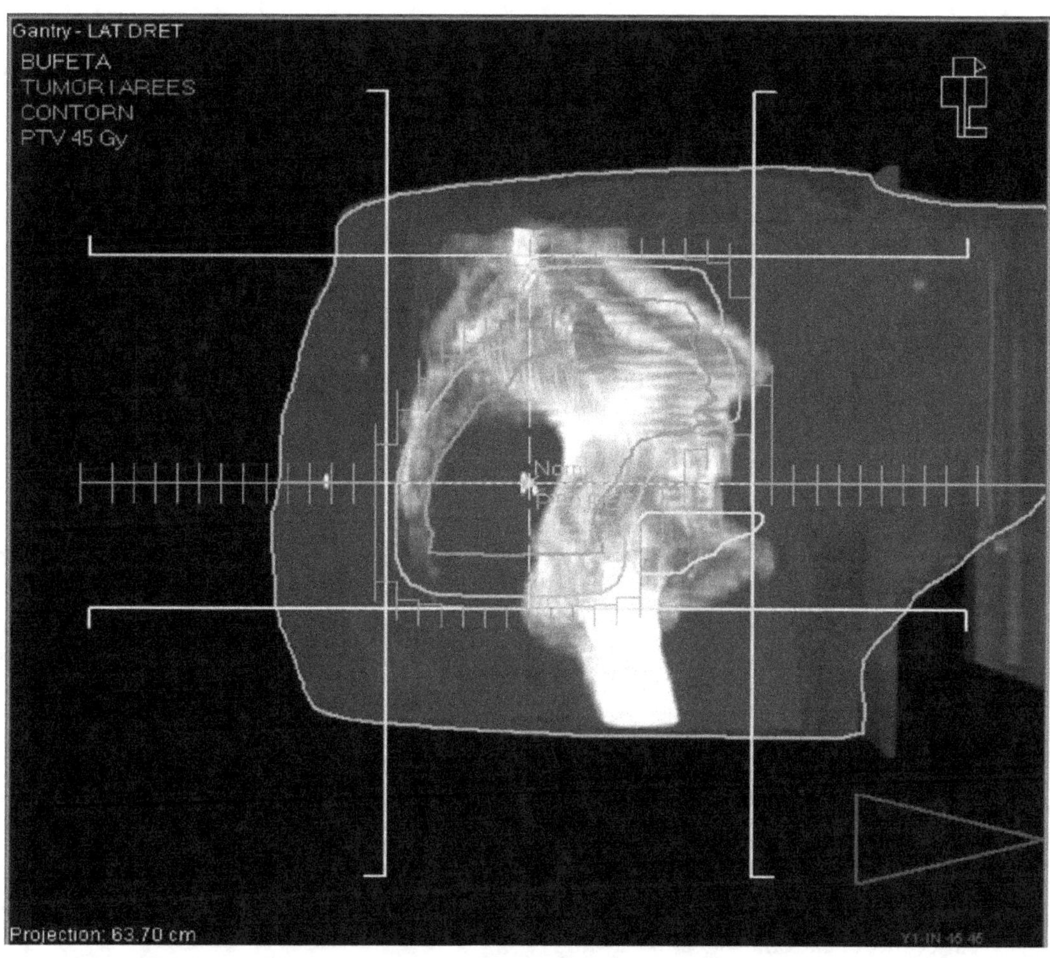

Figura 3.
Reconstrucción digital (DDR) en proyección lateral derecha (LD) de los cortes axiales de un tumor
de recto planificado por TC. El CTV (tumor, ganglios regionales y área anatómica de riesgo
de enfermedad microscópica) corresponde a la línea roja. El PTV (línea azul)
se obtiene añadiendo al CTV un margen de seguridad.

4   Diseño de los campos de tratamiento con RDT

Para realizar un tratamiento radioterápico que consiga una dosis aceptable sobre el
tumor con la mínima toxicidad en órganos sanos vecinos, es necesario conocer la anatomía de la zona a tratar, puesto que la dosis de RDT que se administrará debe buscar
siempre un equilibrio entre el control de la enfermedad y unos efectos secundarios acep-
tables. Las técnicas de RDT modernas, con planificación 3D y diseño con TC, permi-

ten localizar de forma precisa el área a tratar, así como los órganos de riesgo circundantes y el cálculo de la dosis que recibirá cada uno de nuestros volúmenes. La RDT abarcará el tumor primario, los ganglios linfáticos regionales de riesgo y un margen de seguridad tanto de la enfermedad subclínica, como de los errores de posicionamiento diario. Existen en la actualidad guías clínicas[8] que ayudan a definir los lugares anatómicos de mayor riesgo de recaída de un cáncer de recto en función de las características del tumor y de la distancia al margen anal.

Para definir los volúmenes de tratamiento, e independientemente de la técnica utilizada, es necesario conocer la definición de tres conceptos básicos en RDT:

- GTV *(gross tumor volume):* localización de la extensión palpable o visible/demostrable del tumor.
- CTV *(clinical target volume):* es un volumen que contiene el GTV y/o la enfermedad subclínica.
- PTV *(planned target volume):* es un concepto geométrico. Resulta de añadir unos márgenes alrededor del CTV para compensar los efectos de movimiento del paciente, de los órganos internos o de les imprecisiones del haz de radiación.

En el cáncer de recto estos conceptos corresponderían a las siguientes consideraciones anatómicas:

- GTV: tumoración rectal y adenopatías perirrectales si se identifican.
- CTV: GTV + mesorrecto + áreas presacra, ilíaca interna e ilíaca común, desde promontorio hasta la porción inferior del recto. Se excluye el esfínter (excepto en tumores a menos de 3 cm del margen anal) y el canal anal. Si el tumor infiltra órganos pélvicos (próstata, vejiga, útero o vagina), éstos se incluirán en el CTV, así como la cadena ilíaca externa.
- PTV: CTV + margen en todos los ejes.

Como resultado, se obtiene la técnica final de tratamiento, que clásicamente consiste en:

- Tres campos isocéntricos y conformados con protecciones personalizadas. La técnica de tres campos permite una mayor protección de las estructuras pélvicas anteriores.
- La dosis será de 45 Gy, siguiendo las normas ICRU 50.[9]
- Fraccionamiento: 1,8 Gy/sesión, 25 sesiones, 5 sesiones/semana.

Siempre es necesario validar la calidad del tratamiento interpretando los histogramas dosis volumen (DVH). Los DVH son gráficas en las que se puede calcular la relación entre un volumen determinado y la dosis que éste recibe (véase la figura 4).

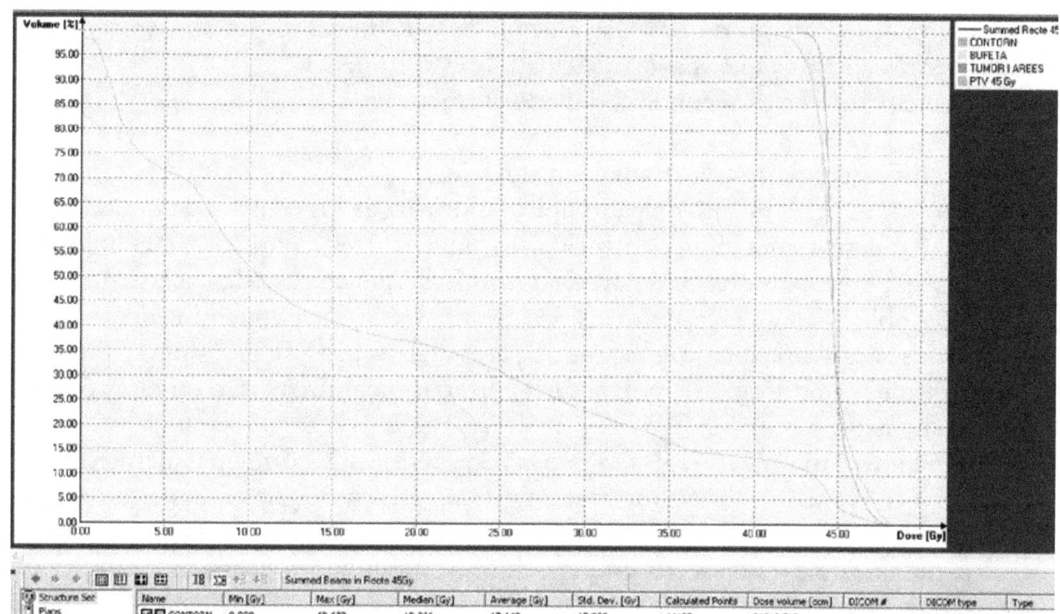

Figura 4.

Histograma dosis volumen (DVH) del tratamiento con RDT en un cáncer de recto. En el eje de abscisas se observa la dosis y en el eje de ordenadas, el porcentaje del volumen que recibe una dosis determinada. La línea azul corresponde al PTV y la línea amarilla, a la vejiga urinaria.

Hay que recordar que en casos seleccionados en los que se descarte QT concomitante preoperatoria, pero no la IQ, se puede valorar RDT hipofraccionada. Con la técnica habitual se administran cinco fracciones consecutivas de 5 Gy, practicando la cirugía la semana siguiente al final de la radioterapia. Se valorará la administración de quimioterapia adyuvante antes de seis semanas poscirugía.

5   Efectos secundarios agudos y crónicos de los pacientes tratados con RDT

La irradiación de un cáncer de recto y de las áreas ganglionares de riesgo implica la irradiación secundaria de los órganos sanos circundantes. El tratamiento con RDT debe buscar un equilibrio en cuanto al beneficio y control de la enfermedad, con una toxicidad aceptable.

Cuando el tratamiento de RDT se asocia a la QT, buscamos un aumento de respuestas pero aceptamos una mayor toxicidad de este esquema.

Los principales efectos secundarios agudos son:

- Enteritis secundaria a la irradiación intestinal, tanto de los márgenes sanos del recto como del intestino delgado ubicado dentro de los campos de tratamiento. Las manifestaciones clínicas principales son: la diarrea, la mucorrea, el dolor abdominal y, en ocasiones, las náuseas y vómitos (que en caso de hacerse muy notables obligarían a descartar oclusión intestinal, aunque es poco frecuente).
- Cistitis secundaria a la irradiación de parte de la vejiga urinaria, que se presenta clínicamente en forma de polaquiuria, disuria, incontinencia y, en raras ocasiones, hematuria.
- Epitelitis del pliegue interglúteo y de la zona perineal. La principal manifestación es el picor y escozor de la zona, que en general presenta signos inflamatorios agudos que pueden ir desde el eritema hasta la descamación y ulceración (más frecuente en tumores de recto inferior, donde está indicado el tratamiento del esfínter anal).
- El tenesmo rectal en ocasiones es una manifestación del propio tumor (predominantemente en neoplasias inferiores).

El tratamiento de los efectos secundarios agudos de la irradiación pélvica varía en función de la gravedad de los síntomas con los que se presentan. En general, tienen fácil manejo ambulatorio y consisten, inicialmente, en recomendaciones higiénico-dietéticas (dieta astringente si se presenta diarrea; recomendación de evitar alimentos flatulentos; ingesta hídrica abundante…). Si con estas medidas no se resuelve el cuadro se utilizarán, con precaución, fármacos como la loperamida (en caso de más de cinco deposiciones al día) teniendo en cuenta que la propia obstrucción por el tumor podría ocasionar un aumento del número de deposiciones sin criterios reales de diarrea. En caso de dolor abdominal, se pueden utilizar fármacos antiespasmódicos, pero si éste persiste y se asocia a ausencia de deposiciones, es obligada la valoración por el cirujano para descartar cuadros oclusivos o suboclusivos de mayor gravedad. El manejo de la epitelitis pasa por una higiene correcta de la zona que evite la maceración de una piel ya inflamada por la RDT. No se recomienda el uso de cremas que aumenten la humedad de la piel, y en caso de ulceraciones superficiales se utilizarán antisépticos tópicos.

Con la dosis actualmente recomendada de RDT es inusual observar efectos crónicos importantes, pero el daño tardío de la irradiación pélvica podría manifestarse como:

- Adherencias de asas intestinales con obstrucción secundaria, que se manifestarían en forma de oclusión o suboclusión intestinal. El tratamiento está en función de la gravedad de cada caso, pero podría ser necesaria la resección segmentaria del intestino dañado.

- Trastornos crónicos de la vejiga urinaria, cistitis crónica hemorrágica, que pueden beneficiarse de tratamientos locales con instilaciones de ácido hialurónico y que sólo en casos extremos y excepcionales llevan a la indicación de cistectomía.
- Impotencia sexual: muy poco frecuente como consecuencia exclusiva de la RDT. La cirugía pélvica, sobre todo en tumores de recto inferior, es una causa suficiente para que aparezca este tipo de secuela.

Durante el tratamiento los pacientes son visitados de forma periódica por su oncólogo radioterapeuta, quien verificará las radiografías semanales de posicionamiento y controlará los efectos secundarios agudos de la RDT, la tolerancia al tratamiento iniciado e indicará las medidas a aplicar en cada momento.

BIBLIOGRAFÍA

1. Gerard JP *et al.* Endocavitary radiation therapy. Sem Radiat Oncol 1998; 8: 13-23.

2. Colorectal cancer collaborative group. Adjuvant radiotherapy for rectal cancer: a systematic overview of 8.507 patients from 22 randomised trials. Lancet 2001; 358: 1291-304.

3. Glimelius *et al.* Improved survival with preoperative radiotherapy in resectable rectal cancer. Swedish rectal cancer trial. N Engl J Med 1997; 336 (14): 980-87.

4. NIH *consensus* conference. Adjuvant therapy for patients with colon and rectal cancer. JAMA 1990; 264: 1444-450.

5. Sauer *et al.* Preoperative *versus* postoperative chemoradiotherapy for rectal cancer. N Engl J Med 2004; 351: 1731-740.

6. Bosset *et al.* Enhanced tumorocidal effect of chemotherapy with preoperative radiotherapy for rectal cancer: preliminary results—EORTC 22.921. J Clin Oncol 2005; 23: 5620-627.

7. Radu *et al.* Short-course preoperative radiotherapy with delayed surgery in rectal cancer. A retrospective study. Radiotherapy and oncology 2008; 87: 343-49.

8. Roels *et al.* Definition and delineation of the clinical target volume for rectal cancer. Int J Radiation oncology Biol Phys 2006; 65: 1129-142.

9. ICRU REPORT 50. Prescripción, registro y elaboración de informes en la terapia con haces de fotones.

Capítulo 7

Tratamiento sistémico de la enfermedad avanzada

J. L. Manzano Mozo, L. Layos Romero, V. Quiroga García,
A. Abad Esteve

Servicio de Oncología Médica
Hospital Universitari Germans Trias i Pujol
Institut Català d'Oncologia
Badalona (Barcelona)

Dirección para correspondencia
Hospital Universitari Germans Trias i Pujol
Dr. J. L. Manzano Mozo
jmanzano@ico.scs.es
31483jmm@comb.es

1 Historia natural: enfermedad avanzada y metastásica. ¿A qué nos referimos?

La historia natural del cáncer de colon y recto pone de manifiesto dos grandes vías de diseminación que son la linfática y la hematógena.

Siempre refiriéndonos al adenocarcinoma, la diseminación linfática se inicia a partir de la afectación de la pared intestinal y aparece temprano, en la mayor parte de los casos, antes de la diseminación por vía sanguínea. Generalmente, se produce de manera ordenada desde los ganglios paracólicos hasta los mesentéricos y, por lo que se refiere al cáncer de colon, podemos distinguir tres escalones: paracólicos, intermediarios y ganglios linfáticos principales. El riesgo de diseminación linfática se incrementa con el grado histológico, siendo de un 30 % para los tumores bien diferenciados y alcanzando el 80 % para los mal diferenciados. La afectación de los ganglios locales configura un estadio todavía localizado del tumor (estadio III), mientras que la afectación ganglionar a distancia debe considerarse metástasis.

La diseminación hematógena del adenocarcinoma colorrectal se realiza a través del sistema porta; sólo a partir de aquí, es decir, transitando por el hígado, podrá diseminar a otras localizaciones tales como el pulmón o los huesos. Debe considerarse aparte la vía de diseminación de los tumores del tercio inferior del recto, ya que se produce también por los plexos hemorroidales a través de la cava, pudiendo alcanzar los pulmones sin su tránsito por el hígado. Esta vía de diseminación debe tenerse en cuenta para el seguimiento y posible diagnóstico de las metástasis pulmonares en este grupo de pacientes con tumores del recto inferior. Las metástasis más frecuentes son, pues, las hepáticas, seguidas de las pulmonares. Las metástasis óseas, cerebrales y de partes blandas se presentan en menos del 10 % de los casos. Además, con excepción del recto bajo, es raro encontrar otra localización metastásica si previamente no aparecen metástasis hepáticas.

Cabe destacar que el tumor puede infiltrar, por contigüidad y de manera local, estructuras vecinas; en tal caso, se convierte en inextirpable.

Así pues, cuando nos referimos a enfermedad avanzada hacemos mención de aquella situación que ha superado el estadio local de la enfermedad, ya sea por afectación local fuera de los límites quirúrgicos o por la presencia de metástasis a distancia.

1.1 ¿Cómo sospechar la aparición de una recaída metastásica?

Generalmente, las metástasis hepáticas y pulmonares son asintomáticas hasta que están en estado avanzado, y no es frecuente que su aparición se acompañe de síndrome tóxico. Por ello, es necesario realizar un seguimiento del paciente que nos permita diagnosticar la diseminación antes de la aparición de síntomas. Conocida la historia natural, nuestro órgano diana es el hígado y la realización periódica de pruebas clínicas es necesaria. En la tabla 1 se recoge lo que podría ser un seguimiento racional, en nuestro medio, según el estadio inicial de la enfermedad.

Exploraciones complementarias	Cadencia
Bioquímica y hemograma	Cada seis meses
Marcadores tumorales (CEA, CA19,9)	Cada seis meses
TAC abdominal / ecografía abdominal	Cada seis meses
TAC torácico / Rx tórax	Cada seis meses
Fibrocolonoscopia	Al año, tercer y quinto año
Si pólipos en 1.ª FCL	Anual

Tabla 1.
Seguimiento de pacientes con cáncer de colon y recto.

2 Tratamiento con quimioterapia

2.1 ¿Cuándo está indicada?

Ya se ha comentado en otro capítulo el papel de la quimioterapia como tratamiento complementario a la cirugía en los estadios locales. Aquí vamos a referirnos a la quimioterapia sistémica como tratamiento principal y único en una situación en la que la cirugía no es posible, ya sea por la extensión local de la enfermedad o por la presencia de metástasis a distancia no resecables. En este tumor, el concepto de metástasis resecable o no resecable es de gran importancia, pues, como se verá en otro capítulo, el tratamiento quirúrgico de las metástasis es posible en muchos casos, por lo que siempre debe tenerse presente esta posibilidad.

La indicación es clara para la enfermedad con diseminación múltiple. En estos casos, la quimioterapia es el único tratamiento y su objetivo será doble: prolongar la supervivencia y conseguir la mejor calidad de vida posible. Es importante, pues, el tratamiento de soporte que debe acompañar a la quimioterapia, básicamente antiemesis y control de la anemia, así como de otros síntomas (como el dolor) que pueden existir en fases iniciales de la diseminación, cuando el paciente es todavía recuperable. Hoy en día, nadie duda de que la quimioterapia es una opción mejor que aplicar únicamente el tratamiento de soporte y que la poliquimioterapia es aún más favorable que la monoterapia, incluso en situaciones muy avanzadas; además, sabemos que ésta debe iniciarse tempranamente, sin esperar a la aparición de los síntomas. Ya hemos comentado que tanto en las metástasis hepáticas como en las pulmonares, los síntomas aparecen cuando el volumen tumoral es grande. Veremos más adelante con qué arsenal terapéutico contamos, pero lo importante es que con la incorporación de nuevos medicamentos, la posibilidad de segundas (80 % de pacientes) y terceras líneas (más de la mitad de los enfermos) de quimioterapia, la supervivencia mediana de estos pacientes alcanza los treinta y dos meses.[1] Es evidente que, con una mediana así, el porcentaje de pacientes que sobreviven a cinco años con metástasis empieza a ser significativo. El concepto importante aquí es que se trata de una estrategia dirigida a utilizar todos los medicamentos de que disponemos,[2] aunque sea a base de estabilizaciones de la enfermedad, ya que está demostrado que los pacientes que pueden recibir todos los fármacos disponibles (dado que mantienen un estado general que lo permite) tienen una supervivencia, significativamente, superior. Muy distinto es el caso de pacientes cuya respuesta objetiva al tratamiento, es decir, la reducción del volumen tumoral, va a permitir la resección quirúrgica, como veremos en otro capítulo. En esta situación, la quimioterapia a elegir será aquella que induzca mayor número de respuestas. Es muy importante señalar que los efectos secundarios son menos importantes en aquellos pacientes cuyo periodo de tratamiento será corto y en los que, además, la quimioterapia forma parte de una estrategia curativa. Se trata de un equilibrio entre agresividad de tratamiento y beneficio a obtener.

Ya se ha dicho que la poliquimioterapia es mejor que la monoterapia, aunque, como veremos, existen algunas situaciones en las que esta última puede estar indicada. No vamos a discutir, ya que queda fuera de las características del libro, los trabajos que han llevado a definir los esquemas de tratamiento utilizados actualmente, pero sí que nos parece importante el conocimiento de algunos aspectos y esquemas de tratamiento. La quimioterapia de este tumor se basa en la citotóxica o citostática, a la que se ha añadido una nueva generación de fármacos, los llamados antidiana o biológicos.

La quimioterapia basada en fluoropirimidinas (5-fluorouracilo o capecitabina) es la indicada en todos los casos, combinada ya sea con oxaliplatino o irinotecán, asociadas o no a anticuerpos anti-EGFR (antirreceptor del factor de crecimiento epidérmico) o antiangiogénicos. Fluorouracilo (intravenoso) y capecitabina (oral) han demostrado la misma actividad cuando se combinan con oxaliplatino en estudios comparativos, por lo que constituyen una alternativa a discutir con el paciente o a decidir según la tolerancia y el patrón de efectos secundarios (ver más adelante). Los esquemas aprobados en primera, segunda y tercera línea de tratamiento se resumen en la tabla 2.[3-10] Los más utilizados en España y en Europa son las combinaciones de 5-fluorouracilo, utilizando la infusión continua o capecitabina con oxaliplatino, al que se añade un fármaco antidiana, ya sea cetuximab (anti-EGFR) o bevacizumab

Líneas de tratamiento	Régimen quimioterapia
1.ª línea de quimioterapia	FOLFIRI + cetuximab[10]
	FOLFOX + cetuximab[3]
	XELOX + cetuximab
	XELIRI+ cetuximab
	FOLFOX+ bevacizumab[9]
	FOLFIRI + bevacizumab
	XELOX + bevacizumab
	XELIRI + bevacizumab
	FOLFIRI
	FOLFOX[5]
	XELIRI
	XELOX[5]
2.ª línea de quimioterapia	Irinotecán + cetuximab[4]
	FOLFIRI + cetuximab[7]
	FOLFOX + cetuximab
	FOLFIRI + bevacizumab
	FOLFOX + bevacizumab[8]
	XELOX + bevacizumab[6]
	XELIRI + bevacizumab
	XELOX + cetuximab
	XELIRI + cetuximab
3.ª línea de quimioterapia	Panitumumab

Tabla 2.
Esquemas de tratamiento para enfermedad avanzada. FOLFIRI (irinotecán, fluorouracilo, ácido folínico), FOLFOX (oxaliplatino, 5-fluoruracilo, ácido folínico), XELOX (oxaliplatino, xeloda), XELIRI (irinotecán, xeloda).

(antiangiogénico). Es muy importante saber que en el caso de los fármacos anti-EGFR (cetuximab y panitumumab), la presencia de una mutación en el gen *K-ras* en el tumor hace que los pacientes no respondan al tratamiento; por tanto, en dicho caso no debe indicarse un medicamento anti-EGFR. Un esquema muy utilizado en los pacientes con *K-ras* no mutado, cuando se quiere inducir una respuesta rápida, es la combinación de 5-fluorouracilo, oxaliplatino y cetuximab (FOLFOX + Erbitux®). Por otra parte, es importante mantener el agente antidiana cuando se cambia de quimioterapia en las segundas y terceras líneas de tratamiento.[1] Otro aspecto esencial es el hecho de que, aunque se trate de pacientes con metástasis no resecables, la respuesta tumoral los puede convertir en resecables y así deberá hacerse. Dicho de otro modo, la posibilidad de la extirpación quirúrgica de las metástasis debe estar siempre presente en el tratamiento inicial. La supervivencia a los diez años de los pacientes en los que la resección de las metástasis ha sido posible alcanza el 25 % y no se han descrito recaídas pasados los diez años, por lo que estamos hablando de un 25 % de curaciones en un subgrupo de pacientes diseminados. Veremos en otro capítulo este aspecto del tratamiento del cáncer de colon y recto.

2.2 ¿Cuándo debe iniciarse la quimioterapia y qué límites tiene?

Como se ha comentado anteriormente, está demostrado que los resultados son mejores, tanto en supervivencia como en menor periodo sintomático, cuando el tratamiento se inicia inmediatamente sin esperar la aparición de síntomas, reflejo de gran volumen tumoral. Hemos de tener en cuenta que esto fue así para tratamientos de monoterapia con 5-fluorouracilo, completamente superados en la actualidad por la poliquimioterapia.

No hay duda, pues, de que el tratamiento debe iniciarse lo antes posible para obtener los mejores resultados, sobre todo teniendo en cuenta la posibilidad, comentada anteriormente, de que algunos casos no resecables se conviertan en resecables. Naturalmente, existen algunos límites para la indicación (aunque cada vez son menores), que deben evaluarse antes de iniciar el tratamiento. Por ejemplo, la edad ha sido considerada un factor limitante durante mucho tiempo, pero hoy sabemos que la tolerancia al tratamiento es igual en los pacientes ancianos que en los adultos jóvenes. Un caso especial es el del anciano «frágil», cuyas características se definen en la tabla 3; en este tipo de paciente es aconsejable el tratamiento con monoterapia, preferentemente con fármacos por vía oral, o incluso la abstención. Mucho más importante es el estado general del paciente, independientemente de la edad. No debe administrarse quimioterapia en pacientes con índice de Karnofsky por debajo de 60 o ECOG de tres o más (véase la tabla 4). En la mayoría de los casos se trata de déficit nutricional y/o anemia y es posible mejorar el estado del paciente con tratamiento de soporte para poder ini-

- ECOG 2, pérdida ponderal 10-25 % en los tres últimos meses, edad > 70 años

- Dependencia en una o más de las actividades de la vida diaria (vestirse, comer, ir a un lugar sin ayuda, ir al baño, ducharse)

- Tres o más entidades (insuficiencia cardíaca congestiva, valvulopatía aórtica, coronariopatía, enfermedad pulmonar crónica, enfermedad cerebrovascular, neuropatías periféricas, insuficiencia renal crónica, hipertensión arterial, diabetes, neoplasias concomitantes, enfermedades vasculares del colágeno, hepatopatía crónica, artritis incapacitante)

- Síndromes geriátricos: demencia moderada-severa, delirios en situación de estrés (infección urinaria o respiratoria, angina o fármacos), depresión moderada-severa que interfiere con la actividad habitual del paciente, caídas frecuentes (tres o más al mes), desatención, incontinencia urinaria en ausencia de estrés, infección, diuréticos o hiperplasia de próstata, incontinencia fecal en ausencia de diarrea o laxantes, fracturas osteoporóticas de huesos largos o aplastamientos vertebrales

Tabla 3.
Definición de paciente frágil.

Estados	Puntuaciones según estado grado funcional ECOG
0	Asintomático, actividad normal
1	Ambulatorio, capaz de realizar un trabajo de naturaleza ligeramente sedentaria (por ejemplo, tareas ligeras del hogar, trabajos de oficina…)
2	En cama < 50 % del tiempo: capaz de realizar sus cuidados personales pero no puede trabajar
3	En cama > 50 % del tiempo: capacidad limitada del cuidado personal
4	Completamente encamado, incapaz de llevar a cabo sus cuidados personales

Tabla 4.
Escalas según estado de grado funcional (ECOG).

ciar el tratamiento sin demora. Es de señalar, no obstante, que la presencia de un estado general deficitario es un factor de mal pronóstico relevante. La patología asociada debe también considerarse antes de la indicación del tratamiento, en este caso no tanto para indicar, sino para elegir los medicamentos más adecuados, sobre todo en relación con los efectos secundarios de cada uno. Cabe señalar como excluyentes la presencia de cardiopatía isquémica reciente o mal controlada y la administración de capecitabina o 5-fluorouracilo en infusión continua, y también la contraindicación de oxaliplatino en pacientes con neuropatía periférica diabética o medicamentosa previa, debido a la toxicidad neurológica de este medicamento. También es necesario destacar que en aquellos pacientes para los que se espera larga supervivencia con vida normal y que realizan trabajos de precisión con las manos (pianistas, guitarristas, etcétera) debe sopesarse la indicación de oxaliplatino, máxime cuando existen alternativas de primera línea de tratamiento. También los antecedentes de accidentes tromboembólicos arteriales, así como la hipertensión mal controlada contraindican la utilización de bevacizumab.

En algunos casos, la limitación aparece durante el tratamiento por toxicidad grave; en estos pacientes, una reducción de dosis puede permitir la reanudación del tratamiento, si bien, en ocasiones, es necesario cambiar el esquema del mismo. A destacar, también, la posible aparición de hipersensibilidad a alguno de los agentes. Cetuximab, por su naturaleza de anticuerpo monoclonal humanizado pero no humano, puede presentar reacciones de hipersensibilidad. También aparecen fenómenos de sensibilización a lo largo del tratamiento con oxaliplatino que obligan a suspender el tratamiento.

3 Medicamentos indicados en el tratamiento del cáncer de colon y recto avanzado y metastásico

3.1 *Quimioterápicos citostáticos*

– Antimetabolitos: fluoropirimidinas por vía intravenosa como 5-fluorouracilo y raltitrexed (Tomudex®). Este último de gran utilidad en pacientes con contrain-

	Nombre comercial
– Citostáticos	
Capecitabina	Xeloda
5-fluorouracilo	
Raltitrexed	Tomudex
Oxaliplatino	
CPT-11	Irinotecán
Tegafur	UFT
– Antidianas	
Avastin	Bevacizumab
Cetuximab	Erbitux
Panitumumab	Vectibix

Tabla 5.
Citostáticos y terapias antidiana.

dicación a 5-fluorouracilo o capecitabina. Por vía oral como capecitabina, UFT o tegafur. Tienen metabolismo hepático y se eliminan por orina.

- Oxaliplatino: derivado de tercera generación de platino. Administración siempre intravenosa. Bloquea el ADN. Aunque se elimina por vía urinaria, no es tóxico renal.
- Irinotecán (CPT-11): inhibidor de la topoisomerasa I. Administración siempre intravenosa. Tiene metabolismo hepático y se elimina casi en su totalidad por la bilis.

3.2   Fármacos antidiana

- Cetuximab (Erbitux®): anticuerpo monoclonal que actúa inhibiendo el receptor del factor de crecimiento epidérmico. Administración siempre intravenosa. Metabolismo hepático y renal. Se une también al receptor EGFR de la piel, donde presenta su toxicidad.
- Panitumumab (Vectivix®): anticuerpo monoclonal que actúa inhibiendo el receptor del factor de crecimiento epidérmico. Administración siempre intravenosa. Metabolismo hepático y renal. Se une también al receptor EGFR de la piel, donde se presenta su toxicidad.
- Bevacizumab (Avastin®): antiangiogénico. Administración siempre intravenosa. Metabolismo hepático y renal. Como agente antiangiogénico interfiere en los procesos de cicatrización, hecho a tener en cuenta cuando se prevé una intervención quirúrgica.

4   Efectos secundarios y su tratamiento

La quimioterapia antineoplásica provoca efectos secundarios que no hay que confundir con la aparición de toxicidad. Los efectos secundarios constituyen una serie de síntomas o signos que son previsibles y controlables y que, en ningún caso, comprometen la vida del paciente; los más comunes son las náuseas y los vómitos, la alopecia, la astenia y la pérdida de apetito. A otros efectos secundarios deberíamos llamarlos «toxicidad» y, aunque en grado leve no presentan ningún riesgo, pueden comprometer la vida en estadios graves; nos referimos a la granulopenia, trombopenia y anemia, así como a la diarrea y la mucositis. En la mayoría de los casos, su tratamiento es ambulatorio y no requiere de la concurrencia del especialista oncólogo ni del ingreso hospitalario. No obstante, existen situaciones de toxicidad grave que requieren atención especial e ingreso hospitalario.

Entre éstas, cabe destacar la granulopenia febril, de elevada mortalidad cuando es de grado 4; las diarreas con riesgo de deshidratación, y la mucositis grado 4, que impide la alimentación. Otro tipo de toxicidad a tener en cuenta es la acumulativa, generalmente de órgano, que en el caso del tratamiento del cáncer de colon y recto se limita a la toxicidad neurológica de oxaliplatino. No hay que confundir las disestesias al frío, que son transitorias y no representan ningún problema, con la aparición de parestesias crónicas que pueden llegar a provocar anestesia y ser irreversibles. Es necesaria una vigilancia estricta de esta toxicidad y detener inmediatamente el tratamiento. En la tabla 6 se resumen las toxicidades. También se han de considerar las toxicidades propias de cada uno de los fármacos; su existencia y tratamiento deben ser conocidos por todos los profesionales implicados en la asistencia a estos pacientes.

Citostáticos	Toxicidades
Capecitabina	Diarreas, mucositis oral, síndrome mano-pie
5-fluorouracilo	Diarreas, mucositis oral
Oxaliplatino	Neuropatía periférica (disestesias, parestesias), neutropenia, plaquetopenia, reacción hipersensibilidad
Irinotecán	Diarreas, mucositis oral, neutropenia
Raltitrexed	Diarreas, mucositis, astenia, transaminitis
Bevacizumab	Hipertensión arterial, fenómenos tromboembólicos, perforación intestinal, epistaxis, hemorragia digestiva alta o baja

Tabla 6.
Toxicidades de quimioterápicos y agentes antidiana.

4.1   Tratamiento de efectos secundarios

En el curso de la enfermedad avanzada aparecen signos y síntomas asociados a la neoplasia o derivados de la terapia antineoplásica (astenia, emesis, pérdida de apetito).

4.1.1   Astenia

Comprende la debilidad o cansancio, ya sea secundaria a la propia evolución de la enfermedad o como efecto derivado del tratamiento quimioterápico.

Se pueden mitigar estos síntomas con el uso de corticoides de acción sistémica. Lo más frecuente es el uso de Dacortín® 30 mg/12 h, a dosis descendentes.

4.1.2 Anorexia

Viene definida por la secreción de citokinas a nivel sanguíneo, las cuales provocan esta sintomatología. A la utilización de progestágenos (como Megefren® a dosis 160 mg/8 h [comprimidos o sobres], Maygace® altas dosis [jarabe] o en comprimidos a dosis de 160 mg/8h o Borea® 160 mg/8 h [comprimidos o sobres]) se puede añadir el uso de corticoides, que también admiten su administración en monoterapia.

4.1.3 Emesis posquimioterapia

Se ha de diferenciar entre emesis aguda (aparece en las primeras veinticuatro horas posquimioterapia) y emesis retardada (tiene lugar pasado este tiempo). La emesis aguda se trata específicamente com los antagonistas serotoninérgicos. Disponemos del Zofran® (ondansentron a dosis 8 mg/ 8 h) y Yatrox® a las mismas dosis. En cuanto al tratamiento de la emesis retardada, los ondansetrones no tienen efectividad. Por este motivo se deben usar los corticoides como Fortecortín® (dexametasona 4 mg/12 h), y Dacortín® (metilprednisolona 30 mg/12 h). En este caso, como antiemético específico se usa la metoclopramida (Primperan®, un comprimido o cucharada cada ocho horas). En el caso que la emesis sea resistente a los tratamientos previamente mencionados, se pueden utilizar derivados de las butirofenonas (Haloperidol®, diez gotas cada ocho horas) o fenotiacidas (clorpromazina 12,5 -50 mg/12 h).

4.2 Tratamiento de los efectos secundarios a quimioterapia

4.2.1 Diarreas

La presencia de diarreas se define por la existencia de deposiciones líquidas. Medicamentos como capecitabina, UFT, 5-fluorouracilo, irinotecán son causa frecuente de toxicidad gastrointestinal.

Como primera medida se debe iniciar una dieta astringente, evitando el consumo de productos lácteos (queso, yogurt, leche), así como asegurar una ingesta de líquidos abundante. Como tratamiento específico de la diarrea posquimioterapia (descartando la existencia de diarrea enteroinvasiva de origen infeccioso) se utiliza Fortasec® o Loperan® 2 mg, de dos formas diferentes, ya sea un comprimido tras cada diarrea (como máximo siete comprimidos al día) o un comprimido cada dos horas hasta que cesen las diarreas. En el caso de no control de las mismas, se debe remitir a sus especialistas para inicio de terapia específica con octeotride a dosis de 0,1 ml/mg subcutáneo o endovenoso cada ocho o doce horas (Sandostatin®) y sueroterapia endovenosa. Se pueden utilizar antibióticos, como las quinolonas (ciprofloxacino), conjuntamente con antidiarreicos, dado que disminuyen las complicaciones infecciosas. En muchas ocasiones, los pacientes presentan dolor abdominal cólico derivado del aumento del tránsito intestinal, por lo que en estos pacientes está indicado el uso de espasmolíticos (Buscapina®, Spasmoctyl®).

4.2.2　Mucositis

La presencia de aftas orales en la mucosa orofaringeoesofágica son frecuentes con el uso de los derivados de las fluoropirimidinas (capecitabina, UFT, 5-fluorouracilo).

El tratamiento consiste en controlar el dolor, ya sea con analgésicos del primer y segundo escalón de la OMS (metamizol, tramadol); y, con menor frecuencia, se precisa tratamiento con opioides. A nivel local se suelen utilizar enjuagues de bicarbonato, tomillo y antisépticos locales (nistatina). Como anestésico local se puede dispensar tratamiento con lidocaína en solución al 2 %.

4.2.3　Toxicidad neurológica

El oxaliplatino provoca alteración del sistema nervioso periférico en forma de pérdida de sensibilidad y motricidad. La disestesias no son más que la presentación de parestesias en los primeros días de la administración del oxaliplatino al contacto con el frío o al tocar elementos. Esta alteración neurológica no supone un problema, dado que es transitoria. El problema radica en la presencia de parestesias que se cronifican. En esta situación se ha de alargar la infusión de oxaliplatino a seis horas y, en muchos casos, se debe disminuir las dosis e, incluso, suspender el medicamento.

Tratamiento específico no existe, pero se utiliza medicación neurolítica como la gabapentina (Neurontín® 300 mg/8 h, Lyrica® 25 mg/12 h).

4.2.4　Síndrome mano-pie

El uso de capecitabina o la infusión continua de 5-fluorouracilo produce dolor, inflamación y descamación de palmas y plantas de manos y pies. El tratamiento es a base de pomada con vitamina A y B, corticoides tópicos y sistémicos.

4.2.5　Hipertensión arterial

Los antiangiogénicos (bevacizumab) producen, por un mecanismo no bien conocido, hipertensión arterial. En la mayoría de los casos este trastorno es fácilmente controlable con la medicación habitual (Enalapril®, Captopril®, antagonistas del calcio, inhibidores de ARA II). La presencia de hipertensión arterial no es, por tanto, motivo de suspensión de la medicación, excepto en los casos de hipertensión maligna.

4.2.6 *Toxicidad cutánea*

Los inhibidores del EGFR (cetuximab, panitumumab) con gran frecuencia presentan toxicodermia en forma de *rash* maco-papular y acné en sus diferentes grados. Según el grado se tratan con pomadas corticoideas (Batmen®, una aplicación cada doce horas) y en casos de toxicidad grado IV (pústulas, erupción universal) se añade tratamiento antibiótico tópico (clindamicina) e incluso antibiótico sistémico. Se requiere disminución de dosis del anticuerpo monoclonal en subsiguientes ciclos si la reacción cutánea es grave o severa. Los pacientes, independientemente de la toxicidad cutánea que presenten, deben hidratarse muy bien oral y tópicamente (cremas hidratantes) como prevención de estos efectos secundarios.

Otro tipo de toxicidad es la presencia de fisuras en los pulpejos de los dedos, así como la presencia de paroniquia; dichas toxicidades se tratan con eosina al 2 %.

5 Toxicidad farmacoespecífica

5.1 *Capecitabina (Xeloda®)*

- Diarrea: es dosis limitante y se presenta en un 45 % de los pacientes.
- Mucostis: semejante al 5-fluorouracilo.
- Síndrome mano-pie: aparece en un 25 % de los pacientes. Se utilizan vitaminas del grupo B6 (piridoxina) a dosis de 50-100 mg para reducir la toxicidad.
- Náuseas, vómitos: suelen ser leves, aparecen en un 15 % de los casos.
- Mielosupresión: leve; la leucopenia es más frecuente que la plaquetopenia. Es menos frecuente que el 5FU.
- Toxicidad hepática: elevación transitoria y asintomática de la bilirrubina, fosfatasas alcalinas y transaminasas en un 30 % de los casos.
- Toxicidad neurológica: síndrome confusional, ataxia cerebelosa, somnolencia y encefalopatía.
- Toxicidad cardíaca: isquemia cardíaca en pacientes con enfermedad coronaria previa.
- Interacción medicamentosa: no se recomienda la administración de sintrom, debido al alto riesgo de sangrado, debiendo utilizarse heparinas de bajo peso molecular.

5.2   Fluorouracilo

- Mielosupresión: es más frecuente con la infusión en bolo que en la continua. La neutropenia afebril y plaquetopenia son más frecuentes que la anemia.
- Mucositis/diarrea: es severa y limitante de la dosis en la infusión continua.
- Síndrome mano-pie: hormigueo, insensibilidad, dolor, eritema, descamación, hiperpigmentación, rágades en uñas. La vitamina B6 puede reducir la intensidad del cuadro.
- Náuseas, vómitos: leves.
- Toxicidad neurológica: síndrome cerebeloso con ataxia, somnolencia, cuadro confusional, alteraciones extrapiramidales, encefalopatía aguda.
- Toxicidad cardíaca: contraindicada en la cardiopatía isquémica activa o infarto agudo de miocardio en los últimos seis meses. Puede aparecer angina vasoespástica con dolor torácico, que suele revertir espontáneamente y con tratamientos vasodilatadores.

5.3   Irinotecán

- Diarreas: la fase aguda aparece en las primeras veinticuatro horas tras la infusión, secundaria a su efecto colinérgico (diaforesis, *flushing*, dolor abdominal). Se evita con uso de atropina, profilácticamente, a dosis 0,25 mg/sc previo a infusión de CPT-11. La diarrea tardía se inicia a la semana de la infusión, presentando dolor abdominal cólico en la mayoría de los pacientes, aun siendo de carácter leve. En un 15 % de los casos, la diarrea es severa con alteraciones hidroelectrolíticas e insuficiencia renal; y en algunos pacientes se presenta de manera muy severa acompañada de shock séptico e hipovolémico en contexto de neutropenia; este estado se trata con derivados del láudano.
- Mielosupresión: es la toxicidad limitante, presentando neutropenia.
- Emesis: leve a moderada dependiendo de los casos.
- Toxicidad hepática: con elevación transitoria de las cifras de bilirrubina y de las transaminasas.

5.4   Oxaliplatino

- Neurotoxicidad: es la limitante de dosis. La presencia de parestesias y disestesias de forma aguda son desencadenas por el frío (aire, agua) en manos, pies, orofaringe-laringe. Se puede asociar con espasmos laríngeos y respiratorios, así como con dificultad en la deglución. Son transitorios y recurren con la infusión del fármaco. Se reducen aumentando el tiempo de la infusión del medicamento. La neuropatía crónica se presenta como parestesias, hipoestesias, déficits de sensibilidad propioceptiva en un 25 % de los casos; siendo persistente por encima de dosis de 1.200 mg/m^2 de oxaliplatino. Se han utilizado neuroprotectores como sales de calcio y magnesio, sin claro beneficio.

– Náuseas, vómitos: son muy comunes en más del 70 % de los casos.
– Mielotoxicidad: la anemia y plaquetopenia son más frecuentes.
– Diarrea: combinado con 5-fluorouracilo aparece en el 80 % de los casos.
– Toxicidad renal: infrecuente.

5.5 *Bevacizumab (Avastin®)*

– Anticuerpo monoclonal humanizado IgG1 dirigido contra el factor de crecimiento vascular endotelial.
– Riesgo de perforación intestinal, más frecuente si el tumor no está resecado.
– Alteración de la cicatrización de las heridas: se aconseja no iniciarlo hasta que no pasen más de veintiocho días tras una cirugía mayor. Si se interviene por resecciones hepáticas, se ha de esperar a que transcurran seis semanas.
– Hemorragias: las epistaxis son las más frecuentes.
– Aumento de fenómenos tromboembólicos: son factores de riesgo la edad superior a sesenta y cinco años, la angina previa y los episodios tromboembólicos. Está aumentada la incidencia de infartos de miocardio, tromboembolismo pulmonar y accidentes cerebrovasculares.
– Hipertensión arterial: aparece entre el 25-50 % de los casos, pero sólo es grado III en el 10 % de los casos. Se controla bien con antagonistas del calcio, IECAs, diuréticos. Si aparecen crisis hipertensivas se ha de suspender la medicación.
– Síntomas relacionados con la administración: fiebre, urticaria, escalofríos, enrojecimiento cutáneo, broncoespasmo, cefalea, angioedema, hipotensión. Aparecen en menos del 6 % de los casos. Se trata con corticoides, antihistamínicos y adrenalina, si procede.
– Proteinuria en el 6 % de los casos y síndrome nefrótico en menos del 1 % de los casos.

5.6 *Cetuximab (Erbitux®)*

– Anticuerpo monoclonal humanizado IgG1 dirigido a bloquear el dominio extracelular del receptor del factor de crecimiento epidérmico. Su uso requiere la determinación del estado mutacional del gen *K-ras*. Los pacientes con mutación del *K-ras* no responden al tratamiento con cetuximab. Interviene bloqueando la proliferación, crecimiento, angiogénesis, invasión tumoral y metástasis.

- Toxicidad hepática, renal: se desconoce.
- Toxicidad cutánea: es el efecto más frecuente, ya que el 90 % de los pacientes desarrolla algún tipo de toxicidad en cara y escote de forma predominante. El *rash* acneiforme, así como la sequedad de piel y mucosas son habituales. Se resuelve al suspender el fármaco.
- Toxicidad con la administración: fiebre, escalofríos, disnea, urticaria, broncoespasmo, angioedema. Estos síntomas aparecen en la mitad de los pacientes, pero es grave en menos del 1 % de los casos. Requieren detener la infusión del uso de corticoides y antihistamínicos y realizar la infusión de forma más lenta.
- Toxicidad pulmonar: provoca enfermedad intersticial pulmonar en el 1 % de los casos.
- Astenia y mal estado general en la mitad de los pacientes.
- Toxicidad ungueal: paroniquia, fisuras.

5.7 *Panitumumab (Vectivix®)*

- Anticuerpo monoclonal totalmente humano dirigido a bloquear el dominio extracelular del receptor del factor de crecimiento epidérmico. Es activo en pacientes con tumor que no presentan la mutación del gen *K-ras*, aunque está aprobado su uso en monoterapia en tercera línea de tratamiento.
- Toxicidad hepática y renal: se desconoce.
- Toxicidad cutánea: las reacciones dermatológicas, un efecto farmacológico observado con los inhibidores del receptor del factor del crecimiento epidérmico (EGFR), se presentan en casi todos los pacientes (aproximadamente el 90 %) tratados con Vectibix, y la mayoría son de naturaleza leve o moderada.
- Toxicidad con la administración: durante los ensayos clínicos se notificaron reacciones potencialmente relacionadas con la infusión (que tiene lugar dentro de las 24 horas tras la primera dosis) y que pueden incluir síntomas/signos como escalofríos, fiebre o disnea, en el 24 % de los pacientes tratados con Vectibix, de los que el 11 % fueron graves (grado 3). Ningún paciente presentó reacciones relacionadas con la infusión de Vectibix.
- Trastornos electrolíticos: se ha descrito hipomagnesemia e hiponatremia, que deben ser vigiladas durante el tratamiento cada dos semanas y hasta ocho semanas después de su finalización.
- Toxicidad pulmonar: se ha descrito neumonitis intersticial.
- Astenia.

- Toxicidad ungueal: paroniquias y fisuras.
- Otras precauciones: este medicamento contiene 0,150 mmoles de sodio (que equivalen a 3,45 mg de sodio) por mililitros de concentrado, lo que debe ser tenido en cuenta en pacientes con dietas pobres en sodio.

BIBLIOGRAFÍA

1. Grothey A, Sugrue MM, Purdie DM *et al.* Bevacizumab beyond first progression is associated with prolonged overall survival in metastatic colorectal cancer: results from a large observational cohort study (Brite). J Clin Oncol 2008; 26: 5326-334.
2. Grothey A, Sargent D. Overall survival of patients with advanced colorectal cancer correlates with availability of fluoruacil, irinotecan, and oxaliplatin regardless of whether doublet or single-agent therapy is used first-line. J Clin Oncol 2005; 23: 9441-452.
3. Bokemeyer C, Bondarenko I, Makhson A *et al.* Fluorouracil, leucovorin, and oxaliplatin with and without cetuximab in the first-line treatment of metastatic colorectal cancer. J Clin Oncol 2009; 27: 663-71.
4. Cunningham D, Humblet Y, Siena S *et al.* Cetuximab monotherapy and cetuximab plus irinotecan in irinotecan –refractory metastatic colorectal cancer. N Engl J Med 2004; 351: 337-45.
5. Díaz-Rubio E, Tabernero J, Gómez-España A *et al.* Phase III study of capecitabine plus oxaliplatin compared with continuous-infusion fluorouracil plus oxaliplatin as first-line therapy in metastatic colorectal cancer: final report of the Spanish Cooperative Group for the Treatment of Digestive Tumours Trial. J Clin Oncol 2007; 25: 4224-230.
6. Giantonio BJ, Catalano PJ, Meropol NJ *et al.* Bevacizumab in combination with oxaliplatin, and leucovorin (FOLFOX-4) for previously treated metastatic colorectal cancer: results from the Eastern Cooperative Oncology Group E3200. J Clin Oncol 2007; 25: 1539-544.
7. Hurwitz H, Fehrenbacher L, Novotny W *et al.* Bevacizumab plus irinotecan, fluorouracil, and leucovorin for metastatic colorectal cancer. N Engl J Med 2004; 350: 2335-342.
8. Rothenberg ML, Cox JV, Butts C *et al.* Capecitabine plus oxaliplatin (XELOX) *versus* 5-fluoruacil/folinic acid plus oxaliplatin (FOLFOX4) as a second-line theraphy in metastatic colorectal cancer: a randomised phase III non inferiority study. Ann Oncol 2008; 19: 1720-726.
9. Saltz LB, Clarke S, Díaz-Rubio E *et al.* Bevacizumab in combinations with oxaliplatin-based theraphy as first-line theraphy in metastatic colorectal cancer: a randomized phase III study. J Clin Oncol 2008; 26: 2013-019.
10. Van Cutsem E, Khone CH, Hitre E *et al.* Cetuximab and chemotherapy as initial treatment for metastatic colorectal cancer. N Engl J Med 2009; 360: 1408-417.

Capítulo 8

Estrategia de tratamiento de las metástasis localizadas

L. Layos Romero, J. L. Manzano Mozo, A. Abad Esteve

Servicio de Oncología Médica
Hospital Universitari Germans Trias i Pujol
Institut Català d'Oncologia
Badalona (Barcelona)

Dirección para correspondencia
Hospital Universitari Germans Trias i Pujol
Dra. L. Layos Romero
llayos@iconcologia.net

1 Introducción

La principal causa de mortalidad en los pacientes con cáncer de colon y recto (CCR) es la presencia de enfermedad metastásica a distancia. Además, dadas las características del sistema venoso porta, el hígado se perfila como el principal asentamiento de metástasis de este tipo de tumor.

De hecho, un 20-70 % de los pacientes con CCR avanzado presentan metástasis hepáticas y entre el 10-20 % metástasis pulmonares. La afectación metastásica hepática exclusiva se presenta en, aproximadamente, un tercio de los pacientes.

Para cualquier otro tipo de cáncer, la presencia de enfermedad metastásica hepática supone un estadio diseminado del paciente, ya que las células malignas llegan a nivel hepático a partir de la arteria hepática y, probablemente, existan otros lugares a distancia donde también haya diseminado el tumor (pulmón, hueso, sistema nervioso central…). Por otro lado, en el CCR el sistema venoso porta provoca una especie de filtro, haciendo que, en la mayoría de casos, las células tumorales queden acantonadas en el hígado. De esta forma, obtenemos un grupo de pacientes, que aún con enfermedad metastásica hepática, pueden beneficiarse de un tratamiento con intención curativa, a partir principalmente de quimioterapia y cirugía. De esta manera se puede alcanzar la curación de más del 20 % de los pacientes.

Es de importancia crucial el diagnóstico temprano de metástasis hepáticas, a fin de conocer el pronóstico y posibilidades de tratamiento. Entre todas las diferentes técnicas diagnósticas, las más utilizadas para la detección de enfermedad hepática son la tomografía computerizada, la resonancia magnética y la tomografía por emisión de positrones (PET).[1]

La cirugía se considera como estándar en el tratamiento de las metástasis hepáticas del CCR. En pacientes seleccionados se ha llegado a alcanzar hasta un 42 % de supervivencia a los cinco años.[2]

Dados los excelentes resultados obtenidos a nivel hepático, actualmente se ha extrapolado la experiencia a nivel de metástasis extrahepáticas. De esta manera, se puede plantear un tratamiento con cirugía en pacientes seleccionados con afectación metastásica pulmonar, peritoneal, así como en cualquier localización accesible quirúrgicamente. Respecto a la cirugía de metástasis pulmonares, encontramos una supervivencia a los cinco años de un 25-30 %, alcanzando el 50 % en recientes estudios.

La única condición para abordar la posibilidad de resección de metástasis hepáticas o pulmonares es conseguir una resección completa de toda la enfermedad. Para ello, se plantea el concepto de quimioterapia con intención neoadyuvante, esto es, previa a la cirugía. De esta forma, aumentamos el control sobre la enfermedad y podemos convertir en resecable a aquella afectación metastásica límite al diagnóstico.

Los actuales avances en el campo del diagnóstico y tratamiento, ya sea local (cirugía o radiofrecuencia) o sistémico (quimioterapia neoadyuvante y adyuvante), han transformado radicalmente el escenario de la enfermedad metastásica hepática, aumentando significativamente la supervivencia global de estos pacientes, candidatos primeramente a un tratamiento quimioterápico paliativo.

2   Diagnóstico precoz de recaída tumoral hepática

En los pacientes diagnosticados de CCR, y tras el inicio de un primer tratamiento, es esencial hacer un seguimiento exhaustivo mediante exploración física, control analítico y técnicas de imagen, sobre todo en situaciones de enfermedad curable. De esta forma se detectarán recaídas precoces o progresiones incipientes, que nos permitirían realizar un cambio de tratamiento de forma temprana; de ahí el especial interés de los oncólogos en diseñar diferentes algoritmos de actuación en el seguimiento de los pacientes con enfermedad curable, así como en conocer la eficacia diagnóstica de diferentes técnicas para detectar precozmente recaídas tempranas.

En los pacientes que han sido intervenidos de un CCR con intención radical (esto es, sin evidencia de resto tumoral en lecho quirúrgico), el seguimiento se utiliza para detectar segundos tumores primarios de colon, pólipos precancerosos o recaídas tempranas, que permitirán un tratamiento óptimo rápido y efectivo, como en el caso de metástasis hepáticas potencialmente candidatas a cirugía.

El cáncer de colon se disemina especialmente por vía hematógena a partir del sistema venoso porta, hasta llegar al hígado. A partir de este momento, podrá avanzar hasta el nivel pulmonar, el sistema óseo, el sistema nervioso central, etcétera. La última porción del recto tiene un drenaje venoso por dos vías: la vía de las venas hemorroidales superiores, que sigue el sistema porta habitual, y la vía de las venas hemorroidales medianas e inferiores, que podrá llegar al pulmón de forma directa a partir de diseminación hacia la vena cava, sin pasar por el sistema portal, motivo por el cual puede que no provoque metástasis hepáticas. La incidencia de metástasis pulmonares con ausencia de afectación hepática no alcanza el 5 %, mientras que a nivel óseo y cerebral es inferior al 1 %.

Con respecto a la detección precoz de recaída en pacientes curados en estadios iniciales, es importante establecer un seguimiento que nos permita la identificación de dicha recaída antes de la aparición de síntomas. La piedra angular reside en clasificar a los pacientes según el riesgo de recaída dependiendo del estadio inicial. Evidentemente, los estadios I y II de CCR tienen un riesgo de recaída tumoral inferior al 10 %, por lo que el beneficio de un seguimiento estricto es menor.

Como ya se ha comentado, en el cáncer de colon la primera localización de diseminación es a nivel hepático. Por tanto, no es difícil establecer que la realización de una prueba diagnóstica radiológica hepática —como son la ecografía abdominal o la tomografía computerizada— será de especial interés en el seguimiento de nuestros pacientes. En el caso del tumor de recto de tracto bajo, la probable afectación pulmonar se evaluará mediante tomografía computerizada torácica como técnica de elección. Además, existen determinados tumores, como el CCR, que pueden expresar marcadores tumorales a nivel sérico, lo que puede ser útil en la detección de recaída o segundo primario colónico. Los marcadores séricos rutinarios analizados en el laboratorio son el antígeno carcinoembrionario (CEA) y la proteína Ca 19,9. Hay que tener en cuenta que estos marcadores pueden elevarse sin tener necesariamente que relacionarse con patología maligna, como en el caso del paciente fumador crónico. De igual manera, existen pacientes con enfermedad tumoral colónica activa que nunca expresarán dichos marcadores. Ahora bien, una elevación de CEA o Ca 19,9 en un paciente con antecedente de patología maligna de colon y recto, y, sobre todo, si previamente al tratamiento inicial expresaba dicha proteína, debe hacernos sospechar una recaída local o a distancia (especialmente hepática).

El tiempo teórico de replicación de las células tumorales del CCR es de 13,5 días en el medio de cultivo. En condiciones de la práctica clínica habitual este índice se multiplica aproximadamente por diez, por lo que podemos detectar dicho crecimiento entre los días 80 y 120. Según esto, el seguimiento ideal de los pacientes debería ser cada tres meses, aproximadamente. Pero en la realidad clínica, esto supone una mayor saturación asistencial en consulta externa, así como un incremento innecesario de la ansiedad de los pacientes ante controles tan estrictos, especialmente en aquellos de bajo riesgo.

Por otro lado, la variabilidad en el riesgo de recaída dependiendo del estadio inicial es primordial para establecer el futuro seguimiento de nuestro paciente y, en cambio, ninguna de las guías sobre práctica oncológica (ASCO, ESMO, NCCN) contempla de forma clara dicho concepto.

Bajo riesgo **Estadio I y II A**	**Alto riesgo** **Estadio II B y III**
– Lista de síntomas* – Exploración física + CEA anual en los primeros dos años – Colonoscopia** el primer, tercer y quinto año	– Lista de síntomas* – Exploración física + CEA + TC abdominal cada seis meses los tres primeros años. Con posterioridad y carácter anual, el cuarto y quinto año – TC torácico cada seis meses en el caso de recto inferior y anualmente en el resto hasta los cinco años – Colonoscopia** el primer, tercer y quinto año – Proctosigmoidoscopia cada seis meses en tumores de recto sin radioterapia pélvica***

* Instruir a los pacientes sobre cuáles son los síntomas de alarma
** Anualmente, si hay existencia de pólipos colónicos. Cada cinco años, si éstos son hiperplásicos
*** Se debe realizar antes de los seis meses si la colonoscopia previa a la cirugía no fue completa

Tabla 1.
Seguimiento mínimo de acuerdo con el riesgo de recaída.

Teniendo en cuenta las guías de la American Society of Clinical Oncology (ASCO) del 2005 y de otras organizaciones médicas, el grupo español para el Tratamiento de Tumores Digestivos (TTD) ha ideado una estrategia de seguimiento de los pacientes intervenidos de cáncer de colon y recto. Se recomienda un seguimiento mínimo en los pacientes en estadio I y II A y más intenso en pacientes con estadio II B y III por mayor riesgo de recaída (control clínico, determinación de CEA cada tres meses y TC abdominal cada seis meses). Se recomendará TC torácica anual y, en caso de primario originado a nivel de recto bajo, dicha exploración se realizará cada seis meses. En los casos en que no se ha procedido a radioterapia local rectal, se realizará proctosigmoidoscopia cada seis meses (véase la tabla 1).

Respecto al seguimiento de los pacientes resecados de metástasis hepáticas, no existe ningún consenso específico a seguir, aunque es obvio pensar que deberán seguir controles estrictos. En aquellos pacientes con expresión previa de marcador tumoral, se deberá realizar su determinación cada tres meses desde la cirugía y durante los dos siguientes años. Se recomendará la realización de una TC abdominal a los tres meses de la cirugía y, posteriormente, cada seis meses durante los siguientes cinco años. Será preciso solicitar una TC torácica de control cada seis o doce meses también dentro de los siguientes cinco años.

3   ¿A quién llamamos paciente resecable? Factores pronósticos

Para la correcta evaluación del paciente con enfermedad metastásica hepática es necesaria una valoración conjunta dentro de equipos multidisciplinares, formados por cirujanos, oncólogos y radiólogos. De esta forma, se podrá clasificar al paciente como quirúrgico o potencialmente resecable, o bien, como paciente no quirúrgico. Así, individualizando cada caso, podremos obtener los mejores resultados de cada tratamiento, sin aumentar la morbimortalidad del paciente.

Los criterios de no resecabilidad (no indicación quirúrgica) de las metástasis hepáticas de CCR son los siguientes: existencia de insuficiente parénquima hepático residual tras la cirugía, infiltración bilateral portal o de las venas hepáticas y presencia de enfermedad extrahepática no resecable (carcinomatosis peritoneal masiva, adenopatías retroperitoneales, afectación ganglionar hiliohepática voluminosa, etcétera).

Dentro de los pacientes resecables, es decir, en los que estaría indicada la cirugía de las metástasis hepáticas, debemos distinguir dos grupos: aquellos con factores pronósticos favorables y aquellos con factores de mal pronóstico (en principio son técnicamente resecables, pero con factores de riesgo).

Como factores de pronóstico favorable encontramos:

- Intervalo libre de recaída (desde la cirugía del tumor primario colorrectal a la aparición de metástasis hepáticas) superior a doce meses.
- Menos de cuatro metástasis hepáticas.
- No existencia de enfermedad en ambos lóbulos hepáticos.
- No afectación vascular.
- Diámetro de la metástasis hepática inferior a 5 cm.

Los factores de mal pronóstico (o factores de riesgo) pueden dividirse en tres grupos, a tenor de si están relacionados con el paciente, el propio tumor primario colorrectal o las metástasis. Los factores relacionados con el paciente incluyen: edad superior a setenta años, necesidad de hepatectomía mayor (más del 50 % del parénquima hepático), índice ASA superior o igual a 3 (clasificación que utiliza la American Society of Anesthesiologists para estimar el riesgo que plantea la anestesia) y la existencia de enfermedad resecable extrahepática. Dentro de los factores pronósticos del propio tumor encontramos la clasificación anatomopatológica de pT2 o pT3 N2 (estadio III C) y menos de doce ganglios analizados. Y, por último, los factores de mal pronóstico relacionados con la afectación metastásica son la existencia de cuatro o más nódulos hepáticos, la afectación de ambos lóbulos hepáticos y el tamaño superior a diez centímetros[3] (véase la tabla 2).

Relacionados con el paciente	Relacionados con el tumor primario	Relacionados con la enfermedad metastásica
Edad superior a setenta años	Estadio III C	Cuatro o más nódulos metastásicos
Hepatectomía superior al 50 %	Menos de doce ganglios analizados	Afectación bilobar
ASA igual o superior a 3		Tamaño superior a 10 cm
Enfermedad extrahepática resecable		

Tabla 2.
Factores de mal pronóstico para la resección de metástasis hepáticas.

En los pacientes que presentan factores de mal pronóstico se recomienda la administración de quimioterapia neoadyuvante, a fin de mejorar los resultados que aportará posteriormente la cirugía.

4 ¿Por qué se recomienda la quimioterapia neoadyuvante en el contexto de una enfermedad metastásica hepática?

Existe evidencia científica que avala el importante papel de la quimioterapia neoadyuvante en el tratamiento de las metástasis hepáticas.

En primer lugar, está demostrado que el tratamiento con quimioterapia perioperatoria (antes y después de la cirugía) es superior en supervivencia a la cirugía sola.[4] Además, la quimioterapia neoadyuvante provoca un efecto supresor de la enfermedad micrometastásica, permitiendo en mayor medida la realización de una cirugía curativa.[5]

Sabemos que con la introducción de la quimioterapia neoadyuvante, se ha mejorado el índice de resección de metástasis hepáticas de un 10 % a un 40 %. Asimismo, existe una correlación positiva respecto a la mayor resección de metástasis hepáticas y el beneficio en la supervivencia global del paciente, tal y como podemos comprobar en la base de datos *Livermetsurvey Registry* en Europa y de la MSKCC,[2] mostrando una supervivencia del 30 % a los diez años, sin que prácticamente aparezcan recaídas superado este tiempo.

La quimioterapia neoadyuvante (también denominada de inducción) está indicada en pacientes con enfermedad metastásica no resecable de entrada (como necesidad de hepatectomía mayor del 70 %, presencia de masa tumoral cerca de estructuras vitales, varios nódulos tumorales, etc.). El tratamiento con quimioterapia es capaz de reducir el tamaño y el número de metástasis hepáticas no candidatas a cirugía en un primer momento y, de esta forma, convertir la enfermedad en resecable, pudiéndose alcanzar una supervivencia a los cinco años de hasta el 34 %.[6] La quimioterapia neoadyuvante está recomendada además en pacientes resecables de entrada con dos o más factores de mal pronóstico.

Por tanto, en la mayoría de pacientes con metástasis hepáticas de CCR se puede plantear un tratamiento quimioterápico de inducción, con el fin de una futura cirugía si se consigue un correcto control de la enfermedad a distancia y una idónea respuesta hepática.

Asimismo, en pacientes con enfermedad metastásica extrahepática resecable, también se puede plantear un esquema quimioterápico de inducción (por ejemplo, presencia sincrónica de una metástasis pulmonar abordable).

5   Esquemas de quimioterapia neoadyuvante

Dado que el objetivo principal en el paciente con afectación metastásica hepática no resecable es inducir respuesta tumoral, es lógico pensar que deberemos utilizar esquemas de combinación de varios quimioterápicos e incluso la incorporación de los nuevos fármacos diana (o biológicos). Un estudio recientemente publicado muestra la directa correlación entre el índice de respuesta tumoral por quimioterapia y la tasa de resección metastásica en pacientes con CCR;[5] por tanto, será importante utilizar regímenes de tratamiento potentes, con gran poder de respuesta, más que esquemas diseñados para aumentar sólo la supervivencia libre de progresión o global.

Los esquemas quimioterápicos más utilizados en la neoadyuvancia son los basados en combinaciones de fluoropirimidas en infusión continua endovenosa (5-FU) u oral (capecitabina) y oxaliplatino. También existe experiencia con combinaciones basadas en irinotecán, aunque el mayor índice de toxicidad hepática en forma de esteatohepatitis secundaria de este fármaco hace pensar que quizás no sea el más indicado en este subgrupo de pacientes. Con la combinación basada en fluoropirimidinas y oxaliplatino encontramos, en pacientes con enfermedad resecable pero con factores de riesgo, respuestas del 60 %, índice de resección de hasta el 40 %, un 30 % de cirugía R0 (no evidencia de enfermedad tumoral residual tras la cirugía), alcanzando una supervivencia a los treinta y seis meses de más del 65 %. En pacientes no seleccionados para cirugía, encontramos respuestas de hasta un 46 %, índice de resección de hasta el 13 % y cirugía R0 del 8 %.[7]

A fin de aumentar el índice de respuestas a la quimioterapia, se ha intentado mejorar dichos esquemas de tratamiento. Una alternativa estudiada son las combinaciones de tripletes (5-fluorouracilo en infusión continua, oxaliplatino e irinotecán), alcanzando casi un 70 % de respuestas en pacientes con enfermedad resecable con factores de riesgo, un índice de resección de hasta el 40 % y cirugía R0 de más del 25 %;[8] siendo en pacientes no seleccionados del 66 %, 18 % y 36 %, respectivamente (véanse las tablas 3 y 4).

La incorporación a la quimioterapia habitual de agentes antidiana o biológicos como bevacizumab (inhibidor de la angiogénesis tumoral) o cetuximab (inhibidor de receptor de crecimiento EGF) ha aumentado de manera espectacular el índice de respuestas, superando el 70 % en muchos casos. Respecto al índice de resección, oscila entre el 40-90 % en pacientes con factores de riesgo.[9] La elección del agente antidiana se basará en las características del paciente (edad, antecedentes patológicos...) o biomoleculares (existencia de mutación de *K-ras, B-raf...*).

Como hemos mencionado anteriormente, el objetivo principal en el grupo de pacientes con enfermedad metastásica hepática (resecable con factores de riesgo o no resecable de entrada), es administrar un tratamiento quimioterápico lo suficientemente potente para provocar la respuesta necesaria para una futura resección quirúrgica completa. Este objetivo debe cumplirse sin aportar mayor toxicidad y, por tanto, sin aumentar la morbimortalidad derivada de la propia cirugía. El tratamiento con oxaliplatino puede provocar una alteración histopatológica hepática caracterizada por dilatación

Autor	Número de pacientes	Quimioterápicos evaluados	Respuestas (%)	Resección (%)	Cirugía R0 (%)
Alberts *et al.* JCO 2005; 23: 9.243	44	5-FU Oxaliplatino	60	40	30
Abad *et al.* Acta Oncol 2008; 47: 286	42	5-FU Oxaliplatino Irinotecán	69	36 (hígado 40)	26 (hígado 27)
Gruenberger *et al.* JCO 2008; 26: 3.812	56	Capecitabina Oxaliplatino Bevacizumab	73	91	91
Folprecht *et al.* Ann Oncol 2008; supp 8: 166	111	5-FU Oxaliplatino Irinotecán Cetuximab	75	42	35

Tabla 3.
Estudios prospectivos en pacientes técnicamente resecables pero con factores de riesgo.

Autor	Número de pacientes	Quimioterápicos evaluados	Respuestas (%)	Resección (%)	Cirugía R0 (%)
Tabernero *et al.* JCO 2007; 25: 5.225	43	5-FU Oxaliplatino Cetuximab	72	23	21
Falcone *et al.* JCO 2007; 25: 1.670	122	5-FU Oxaliplatino Irinotecán	66	18	15 (hígado 36)
Díaz-Rubio *et al.* JCO 2007; 25: 4.224	348	5-FU/capecitabina Oxaliplatino	37/46	13	8
Van Cutsem *et al.* Ann Oncol 2008; supp 8: 357	1.965	5- FU Oxaliplatino Irinotecán Bevacizumab	–	29	12

Tabla 4.
Estudios prospectivos en pacientes no seleccionados.

sinusoidal y fibrosis venosa. Esta afectación no se ha relacionado con mayor morbimortalidad relacionada con la cirugía. Por otro lado, irinotecán se asocia a mayor índice de esteatohepatitis (hígado graso), lo cual sí está relacionado con mayor mortalidad en la cirugía. Respecto a los agentes biológicos, debemos tener en cuenta que debemos esperar a la cirugía hepática como mínimo seis semanas desde la última administración de bevacizumab, para reducir el riesgo de sangrado o dehiscencia de sutura.

Por tanto, a raíz de estos resultados podemos concluir que, actualmente, el tratamiento neoadyuvante de elección en pacientes con enfermedad hepática metastásica de CCR debe constar de una combinación de, al menos, dos quimioterápicos (preferentemente regímenes con fluoropirimidinas y oxaliplatino) con la asociación de un agente biológico (como cetuximab o bevacizumab). La combinación con irinotecán y en forma de tripletes puede ser considerada, pero siempre controlando el grado de toxicidad de dichos esquemas.

Por último, debemos comentar que el objetivo principal en estos pacientes no es conseguir una respuesta radiológica completa de las metástasis hepáticas. El paciente debe ser evaluado radiológicamente con tomografía computerizada o resonancia magnética cada dos o tres meses, y deberá ser operado en cuanto se objetive respuesta. En aquellos pacientes en los que se observe una progresión de la enfermedad se debe desestimar la intervención quirúrgica.

6 Afectación metastásica extrahepática

Hasta la fecha, no existen estudios específicos en CCR sobre utilización de quimioterapia neoadyuvante en pacientes con enfermedad metastásica pulmonar o en otras localizaciones quirúrgicamente accesibles. En la mayoría de casos, la práctica clínica es reflejo de la experiencia previa con enfermedad metastásica hepática.

Sabemos por diferentes estudios que la resección de metástasis pulmonares no está influenciada por un antecedente de resección hepática previa. La cirugía de metástasis hepática y, en un segundo tiempo, pulmonar es segura y puede ofrecer una supervivencia a los cinco años de hasta un 30 %. Asimismo, en pacientes seleccionados con afectación sincrónica metastásica hepática y pulmonar potencialmente resecable es totalmente válido el tratamiento mediante un esquema quimioterápico con intención neoadyuvante, a fin de alcanzar la respuesta suficiente para facilitar una posterior cirugía hepática y pulmonar.

Al igual que en la afectación hepática, en la enfermedad metastásica pulmonar también se han establecido una serie de factores de mal pronóstico, entre los que destaca el nivel elevado en suero del antígeno carcinoembrionario (CEA).[10] La supervivencia a los cinco años para los pacientes con CEA preoperatorio normal se encuentra entre el 55 y el 60 %, mientras que en pacientes con niveles elevados de CEA, la supervivencia oscila entre el 0 % y 18 % (véase la tabla 5).

- Niveles altos de antígeno carcinoembrionario
- Intervalo libre hasta la recaída pulmonar menor a doce meses
- Imposibilidad de resección pulmonar completa
- Número y tamaño de las metástasis pulmonares
- Existencia de afectación ganglionar locorregional

Tabla 5.
Factores de mal pronóstico para la cirugía en la enfermedad metastásica pulmonar.

Existe escasa experiencia con respecto al tratamiento de la enfermedad metastásica del CCR en otras localizaciones, como el peritoneo. En este campo, la cirugía citorreductora con introducción de quimioterapia intraperitoneal puede ofrecer mayor supervivencia en pacientes seleccionados.

7   Ablación por radiofrecuencia (RFA) y metástasis hepáticas

Las técnicas de ablación por radiofrecuencia cada vez están siendo más estudiadas en el campo de la enfermedad metastásica hepática del CCR. Esta técnica se ha perfilado como la alternativa en pacientes ancianos o frágiles, incapaces de poder soportar una intervención quirúrgica. El índice de supervivencia a los cinco años en pacientes con enfermedad hepática no resecable oscila entre un 14 y un 55 %, no disponiéndose en la actualidad de información en pacientes resecables. De todas formas, no parece que la RFA supere las respuestas obtenidas por parte de la cirugía, por lo que es necesario un mayor número de estudios comparativos entre las dos técnicas.

8   Conclusiones

Podemos afirmar que la cirugía de la enfermedad metastásica intra o extrahepática del CCR debe ser siempre considerada si la resección se plantea como completa y la enfermedad está controlada con quimioterapia. Será de vital importancia que cada paciente sea valorado individualmente por un comité multidisciplinar experto, donde participen de forma conjunta cirujanos, radiólogos y oncólogos.

BIBLIOGRAFÍA

1. Valls C, Andía E, Sánchez A *et al.* Helical CT in liver metastases from colorectal cancer: preoperative detection and assessment of resectability. Radiology 2001; 218: 55-60.

2. Tomlinson JS, Jarnagin WR, DeMatteo RP *et al.* Actual 10-years survival after resection of colorectal liver metastases defines cure. J Clin Oncol 2007; 25: 4575-580.

3. Fong Y, Fortner J, Sun RL *et al.* Clinical score for predicting recurrence after hepatic resection for metastatic colorectal cancer. Analysis of 1.001 consecutive cases. Ann Surg 1999; 230: 309-21.

4. Nordlinger B, Sorbye H, Glimelius B *et al.* Perioperative chemotherapy with FOLFOX4 and surgery *versus* surgery alone for respectable liver metastases from colorectal cancer (EORTC Intergroup trial 40983): a randomised controlled trial. Lancet 2008; 371: 1007-016.

5. Folprecht G, Grothey A, Alberts S *et al.* Neoadjuvant treatment of unresectable colorectal liver metastases: correlation between tumour response and resection rates. Ann Oncol 2005; 16: 1311-319.

6. Adam R. Chemotherapy and surgery: new perspectives on the treatment of unresectable liver metastases. Ann Oncol 2003; 14 (suppl 2): ii13-ii16.

7. Díaz-Rubio E, Tabernero J, Gómez-España A *et al.* Phase III study of capecitabine plus oxaliplatin compared with continuous-infusion fluroruracil plus oxaliplatin as first-line therapy in metastatic colorectal cancer: final report of the Spanish Cooperative Group for the Treatment of Digestive Tumors Trial. J Clin Oncol 2007; 25: 4224-230.

8. Abad A, Massuti B, Antón A *et al.* Colorectal cancer metastasis resectability after treatment with the combination of oxaliplatin, irinotecan and 5-fluorouracil. Final results of a phase II study. Acta Oncol 2008; 47: 286-92.

9. Gruenberger B, Tamandl D, Schueller J *et al.* Bevacizumab, capecitabina, and oxaliplatin as neoadjuvant therapy for patients with potentially curable metastatic colorectal cancer. J Clin Oncol 2008; 26: 1830-835.

10. Rama N, Monteiro A, Bernardo JE *et al.* Lung metastases from colorectal cancer: surgical resection and prognostic factors. Eur J Cardiothorac Surg 2009; Epub ahead of print Jan 9.